Douwe de Vries

Chronisch psychiatrische patiënten

Practicum huisartsgeneeskunde

een serie voor opleiding en nascholing

redactie

dr. H.E. van der Horst
dr. M.E.T.C. van den Muijsenbergh
drs. J. Talsma
dr. J.O.M. Zaat

Douwe de Vries

Chronisch psychiatrische patiënten

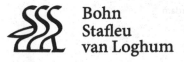

Bohn
Stafleu
van Loghum

Houten, 2016

Tweede (ongewijzigde) druk, Bohn Stafleu van Loghum, Houten 2016

ISBN 978-90-368-1527-7   ISBN 978-90-368-1528-4 (eBook)
DOI 10.1007/978-90-368-1528-4

NUR 870
Omslagontwerp en typografie: Marianne Elbers, Amsterdam

Bohn Stafleu van Loghum
Het Spoor 2
Postbus 246
3990 GA Houten

www.bsl.nl

Voorwoord

Ik praatte – in de pauze van een nascholingsavond – met collega's over moeilijke patiënten en ik vertelde iets over een lastige chronisch psychiatrische patiënt. 'Oh, maar dat is simpel, dat is psychiatrie, die stuur je gewoon naar de psychiatrie, tenminste dat doe ik altijd,' reageerde een no-nonsensecollega ad rem. Ik stond even met de mond vol tanden. Het ging over een patiënt die zichzelf verwaarloosde en ook nog veel dronk. Ik had dat als een probleem ervaren waar ik wat mee moest. Mijn collega dacht daar radicaal anders over. Voor hem was het duidelijk: als 'het' psychiatrie is, dan hoort het niet bij de huisarts. Als antwoord op de uitdaging van die stelling is dit boekje geschreven.

Iedere huisarts heeft in de praktijk een flink aantal patiënten met langdurige psychiatrische problemen die ernstig in het dagelijks functioneren belemmerd worden. Het gaat om mensen met schizofrenie, bipolaire (manisch-depressieve) stoornissen, recidiverende en persisterende depressies, angststoornissen en ernstige persoonlijkheidsstoornissen. De stoornis – het klinisch-psychiatrische toestandsbeeld – is niet het enige of belangrijkste kenmerk van deze patiënten. Minstens zo belangrijk zijn meestal de beperkingen in het maatschappelijk functioneren, de hulpbehoevendheid en het gebrek aan zelfredzaamheid die de stoornissen met zich meebrengen. Er is meestal sprake van maatschappelijke invaliditeit en behoefte aan blijvende ondersteuning bij huisvesting, financiën, dagvulling en dagactiviteiten. Deze mensen vervelen zich meestal. Vaak is er sprake van sterk sociaal isolement. Er bestaat een forse comorbiditeit met verslaving aan tabak, koffie, alcohol en diverse drugs. Ook hebben chronisch psychiatrische patiënten een overmaat aan somatische aandoeningen.

Er is regelmatig sprake van overlast voor de directe omgeving door vervuiling van de woning, lawaai en onrust, die als bedreigend en beangstigend kan worden ervaren. De veiligheid van de patiënt zelf en de omgeving is daarbij in het geding. Het gaat in het slechtste geval om 'verkommerden en verloederden', zo al niet dakloos, dan toch meestal wel thuisloos.

Nog niet de helft van deze patiënten krijgt de zorg die ze eigenlijk nodig hebben. Deze patiënten hebben een actieve revaliderende benadering nodig. Ik zal in dit boek de rol van de huisarts in de zorg, de begeleiding en de behandeling van deze groep chronische patiënten – naast de (gewone) somatische zorg, die me vanzelfsprekend lijkt – bespreken. De huisarts kan ontregeling en decompensatie signaleren en actie ondernemen, in overleg gaan met anderen in de geestelijke gezondheidszorg. De huisarts kan als 'gezinsarts' aan psycho-educatie doen: de omgeving begeleiden bij het accepteren van en leren omgaan met deze moeilijke en vaak lastige mensen. De huisarts kan medicatie verstrekken en adequate inname bewaken en een rol op zich nemen volgens een (na)zorgplan. Huisartsen kunnen een bescheiden, maar belangrijke rol in de zorgcoördinatie en het casemanagement van deze patiënten spelen. Merkwaardigerwijs wordt in de literatuur over dit onderwerp vanuit de geestelijke gezondheidszorg nauwelijks een rol aan de huisarts toebedacht en komt hij slechts incidenteel als onderdeel van 'het systeem' aan de orde.

Het is erg verleidelijk – met didactische redenen – kaalslag te plegen op de casuïstiek en de beschrijving van de toestand, presentatie en lotgevallen van de patiënt terug te brengen en aan te passen aan de diagnose die in dat hoofdstuk aan de orde is. In het echt is een geval altijd al veel ingewikkelder dan het verhaal. Een schrijver hoeft weinig te fantaseren, want de werkelijkheid is onwaarschijnlijker dan de rijkste fantasie, stelde de schrijver Gerard Reve al eens. Ik heb geprobeerd de casuïstiek zo weinig mogelijk te 'kuisen'. De patiënten in de Nederlandse huisartspraktijk gedragen zich nu eenmaal niet 'volgens het boekje' (of het classificatiesysteem van de Amerikaanse beroepsvereniging van psychiaters).

Een diagnose is meer dan een inpassing in een lijstje na het afwerken van een rijtje symptomen. Het gaat erom zicht te krijgen op het wezenlijke probleem van de patiënt. En uiteindelijk gaat het er natuurlijk om met die diagnose iets te kunnen doen aan het probleem van de patiënt. Een dossier is geen herbarium of schelpenverzameling.

In de chronische psychiatrie ziet men dagelijks de Wet van Murphy, volgens welke een ongeluk nooit alleen komt, en de Wet van Behoud van Ellende: wanneer ergens een probleem opgelost wordt, ontstaat (elders) een volgend probleem.

Bij de begeleiding van chronisch psychiatrische patiënten wordt ook duidelijk dat het onderscheid psychiatrisch versus psychosociaal een kunstmatige constructie is. De psychiatrische problemen bestaan voor een groot deel uit de beperkingen op sociaal vlak.

De literatuur die na ieder hoofdstuk genoemd wordt, is bedoeld als suggestie voor doorlezen.

Dank voor alle opmerkingen en suggesties van de collega-huisartsen Cora de Wolff, Rene Elsas en Tineke Muileboom, de collega-psychiaters Ruud Feijen, Louk van der Post, Lowijs Perquin en Rob de Vries. Dank aan mijn broer Pieter voor tekstadviezen. Dank aan Henriëtte van der Horst voor haar niet-aflatende steun en stimulans. Vooral veel dank aan Sonja Bloeme, ergotherapeut en preventiemedewerker in de GGZ, die mijn verhalen aanhoorde en kritisch las.
Uiteraard wil ik hen allen met deze dank niet medeplichtig aan of aansprakelijk maken voor onvolkomenheden in de tekst.

Zomer 2004
Douwe de Vries

Inhoud

'Ik ben een zenuwpees hoor dokter!'

Casus

In de wachtkamer en aan de balie ontstaat onrust als mevrouw Bakker binnenkomt. Ze begint met vragen aan de assistente: of het klopt dat ze een afspraak om tien over tien heeft en of de dokter er wel zélf is en geen vervanger, want daarover heeft ze de afgelopen nacht al wakker gelegen. Ze wil per se de dokter zélf zien. Niet dat ze iets tegen een huisarts in opleiding heeft, 'die moeten het ook leren', en zij wil daar best aan meewerken, maar ze wordt er erg nerveus van als ze haar verhaal opnieuw zal moeten vertellen. De assistente zegt dat de dokter er zelf is, dat ze zo aan de beurt is en dat ze dus rustig even kan gaan zitten. Ze wacht liever even buiten, dan kan ze nog even een sigaretje roken. 'Kunt u me waarschuwen als ik aan de beurt ben?' vraagt ze en ze komt tijdens een wachttijd van een kwartier om de drie minuten naar de balie om te vragen hoe lang het nog duurt en of ze al aan de beurt is.

Kan uw assistente overweg met dergelijke patiënten?

Voor assistentes is het lastig om met dergelijke – veel tijd en aandacht vragende – patiënten om te gaan. Deze patiënten vragen niet alleen veel van artsen – huisartsen en (organisch) medisch specialisten –, maar ook veel geduld en communicatieve vaardigheid van receptionistes, baliemedewerkers en assistentes in de praktijk. Het zou daarom zinvol zijn in opleiding en nascholing van assistentes hieraan meer aandacht te besteden. Ook zouden dergelijke probleempatiënten regelmatig in praktijkoverleg en teambespreking aan de orde moeten komen, met meer dan verzuchtingen over hun lastige gedrag. Er zou uitleg gegeven moeten worden over hun probleemgedrag en diagnose, met bespreking van een daaruit volgende adequate bejegening aan de telefoon en balie.

In de spreekkamer bij de dokter

Bij de dokter binnen blijft mevrouw Bakker nerveus en wil eigenlijk niet gaan zitten. Ze geeft geen hand, want 'die handen zweten zo en daar schaam ik me voor'. Haar hele houding en beweging drukken verlegenheid met zichzelf en verontschuldiging voor haar aanwezigheid uit. Corrie Bakker is voortdurend tobberig, paniekerig, angstig en onrustig.

Ze heeft last van opvliegers en hartkloppingen, ook heeft ze bijna dagelijks maagklachten met opboeren, hikken, soms 'zuur' en buik- of darmkrampen. Op de buikklachten gerichte symptomatische therapie heeft niet of nauwelijks geholpen. Ze is met deze klachten al heel vaak bij de dokter geweest, maar *vraagt zich nu af of het niet (een voorbode van) 'de overgang' is, want ze is nu 43, dus 'dat zou toch wel kunnen zo langzamerhand'. Op maagmedicijnen heeft ze 'heel heftig' gereageerd met zweten en warmtesensaties en medicijnen tegen darmkrampen vielen ook niet goed. Ze gebruikt regelmatig tranquillizers, maar wil dat eigenlijk niet, want ze wordt er suf van en schrikkerig, omdat ze het gevoel heeft dat ze de controle over haar omgeving verliest. 'Ik ben een echte zenuwpees dokter, mijn man wordt soms gek van me.' Ze wil nu graag hormonen tegen de overgang, want ze vindt de hartkloppingen en de zweetaanvallen niet te verdragen. Ze heeft een briefje bij zich waarop ze een waslijst met klachten en suggesties heeft neergeschreven. Ze heeft 'dooie vingers, ook in de zomer', 'druk op het hoofd', 'ogen die steeds slechter worden': vooral 's avonds kan ze de krant niet meer lezen. En de knieën doen pijn en zo raar: 'het is net of ze me niet houden'. Haar linkerknie is volgens haar ook opgezwollen. Ze wil dus ook iets tegen broze botten. En 'dan ben ik ook nog altijd moe en uitgeput, erg benauwd en duizelig, dokter. Mijn man zegt dat er toch wel iets aan te doen moet zijn, dat het toch niet nodig is dat ik rond blijf lopen met zoveel gebrek en ongerief. Ik loop altijd te shaken dokter.'*

Ze kwam en komt nu nog eens met een aantal uitgesproken lichamelijke klachten: opvliegers, aanvallen van heftige warmtesensaties met hartkloppingen en duizeligheid. Ze heeft al haar klachten op een briefje geschreven en kijkt tijdens het consult steeds op haar 'waslijst', want ze wil niks vergeten.

Hoe pakt u dit consult aan?

In bovenstaande schets – laten we aannemen dat het consult inmiddels ongeveer zes minuten heeft geduurd – zijn al meer dan tien klachten de revue gepasseerd. Voor mevrouw Bakker zijn het allemaal serieuze verschijnselen, die haar heftig in beroering brengen en waar ze geen greep op heeft. Snelle geruststelling zal haar dan ook het gevoel geven dat ze niet serieus genomen wordt en dat de dokter de klachten bagatelliseert. Directe duiding binnen een psychiatrisch kader kan eenzelfde effect hebben en allicht wordt wél bestaande somatische pathologie veronachtzaamd. Naast psychiatrische morbiditeit bestaat vaak veel somatische comorbiditeit.

U besluit – en zegt dat ook duidelijk – dat u nú, tijdens dit consult, de 'hypothese' van de overgang met haar gaat bespreken en dat u bij een volgend consult de andere klachten die daar in ieder geval niet bij passen – zoals de maag-darmklachten – wilt bespreken. U laat haar uitdrukkelijk weten wel het hele scala aan klachten te hebben gehoord en serieus te nemen. Misschien is het zelfs wel nuttig om te vragen of dit wel álle klachten zijn waar ze last van heeft en of er niet nog méér is! Dat briefje met de waslijst aan klachten waarmee mevrouw Bakker binnenkomt (iets waar artsen zich nogal eens aan ergeren, omdat ze het als erg dwingend ervaren en bang zijn dat het een zee aan tijd zal gaan kosten om het helemaal 'af te werken'), kan daarbij gebruikt worden om haar klachten 'op een rijtje te zetten' en er enig patroon in te ontdekken. U kunt aan de hand van zo'n lijst een 'agenda' vaststellen en direct aangeven wat nu al wel direct aan de orde kan komen en wat beter in een volgend consult. Eventueel nadat zij er meer over opgeschreven heeft in de vorm van een klachtendagboek.

De overgang?

Een aantal van de door mevrouw Bakker genoemde verschijnselen zou best bij 'de overgang' kunnen horen. De verleiding is groot al snel mee te gaan met deze nogal eens door patiëntes geopperde hypothese voor allerlei klachten op middelbare leeftijd. De lijst met overgangsklachten die je in damesbladen of op een website over de overgang ziet is schier onuitputtelijk. Vrijwel alle ongerief van vrouwen tussen de veertig en zestig kan onder deze noemer gebracht worden. Het kan dus ook een valkuil zijn. De diagnose moet niet te snel en te vroeg worden gesteld en eenmaal 'gesteld' niet eindeloos worden volgehouden.

De belangrijkste vraag in dit verband is: Zijn er ook andere gynaecologische klachten of veranderingen? Is er inderdaad sprake van onregelmatig worden van de cyclus, heftiger worden van de menstruatie of wegblijven ervan? Pas dan wordt het echt zinnig (sommige van) de klachten aan de overgang toe te schrijven en kan – naast uitleg – medicamenteuze therapie overwogen worden.

De anamnese en het onderzoek bij mevrouw Bakker

Mevrouw Bakker heeft nog een regelmatige menstruatie, zo blijkt. Ze heeft een koperhoudend IUD omdat ze 'de pil' niet verdroeg. Ze werd er altijd erg gedeprimeerd van, kreeg een opgeblazen buik en pijnlijke borsten en vergat de pil in te nemen of nam er soms meerdere op een dag vanwege twijfel over inname. Haar menstruele cyclus raakte dan van slag, ze had last van tussentijds bloedverlies, slikte soms de pil lang door en kreeg dan geen onttrekkingsbloeding. Ze was en is altijd panisch vanwege de kans op zwangerschap. Er is regelmatig gynaecologisch onderzoek gedaan, waarbij ook (te) vaak uitstrijkjes zijn gemaakt buiten het ritme van het bevolkingsonderzoek om.

Samenvattend kunt u haar uitleggen dat haar klachten (nu/nog) niet aan de overgang kunnen worden toegeschreven en dat het dus niet zinvol is medicijnen – hormonen – voor te schrijven die daarop gericht zijn.

Doet u lichamelijk en aanvullend onderzoek?

De vraag is of gynaecologisch onderzoek op dit moment nodig is. Wanneer ze geen klachten heeft over afscheiding, abnormaal (tussentijds) bloedverlies of andere verschijnselen die pathologie zouden kunnen veronderstellen, lijkt het overbodig.

Bepaling van FSH en LH wordt volgens de NHG-standaard als niet-zinvol bij het vaststellen van de (post)menopauze gezien en is natuurlijk helemaal zinloos wanneer mevrouw nog gewoon menstrueert. U doet op dit moment dus geen lichamelijk onderzoek en ziet ook geen reden voor aanvullend laboratoriumonderzoek.

Overwegingen voor de agenda van een volgend consult

Er kan in verband met haar klachten nog wel een aantal aandoeningen in de overwegingen betrokken worden, bijvoorbeeld hyperthyreoïdie en andere endocrinologische stoornissen. Is er sprake van exophthalmus, van tremoren van de handen? Aanvullend onderzoek bestaat dan uit het bepalen van het Thyreoïd Stimulerend Hormoon (TSH).

In dit geval – bij de klachten die mevrouw Bakker in eerste instantie te berde bracht – kan ook nagegaan worden of er sprake is van gonartrose, die haar knieklachten zou kunnen verklaren, en of mevrouw Bakker aan een leesbril toe is. En de duizeligheid die ze noemt, waaruit bestaat die klacht? Is er sprake van 'licht in het hoofd', 'zwart voor de ogen' of 'onzeker op de benen', al dan niet in samenhang met bewegingen en opstaan? Hoe zijn de bloeddruk (extreem laag) en de pols (regelmatig)?

De benauwdheid waarover zij klaagt, kan natuurlijk ook iets pulmonaals zijn (rookt mevrouw of wordt er in huis zo intens gerookt dat ze benauwd wordt van het 'meeroken'?) of iets cardiaals (boezemfibrilleren met decompensatio cordis), ook al is dat gezien haar leeftijd niet zo voor de hand liggend.

Mevrouw Bakker is eerder verwezen naar de internist voor een gastroscopie, die geen afwijkingen heeft opgeleverd: 'geen gastritis of ulcus, dubieuze aanwijzingen voor een kleine hernia diaphragmatica'. Ze heeft – zoals gezegd – regelmatig protonpompremmers gebruikt, maar vindt dat die niet helpen en ernstige bijwerkingen geven. De diagnose 'prikkelbare-darmsyndroom' is ook geopperd, maar heeft haar niet gerustgesteld. De schildklierfunctie was bij herhaling normaal.

Psychiatrisch-
diagnostische
overwegingen

De mogelijk somatische pathologie en differentiaaldiagnose zijn in het vervolgconsult omstandig aan de orde geweest. Er werden geen somatische verklaringen voor de klachten gevonden. U komt nu met een eigen inbreng in het onderwerp van bespreking. U hebt haar suggesties voor verklaring van al haar klachten gehoord en zegt dat u zelf ook wel enig idee hebt over waarmee haar klachten zouden kunnen samenhangen.

Gezien haar klachtenpatroon en gedrag lijkt het overwegen van psychiatrische diagnostiek niet overbodig. Het is bij een dergelijke patiënte – die steeds weer veel klachten zal blijven presenteren – van belang om met alle aandacht voor die klachten gelijktijdig psychopathologie te signaleren en tot een psychiatrische diagnose te komen.

Vroeger noemde men een dergelijke patiënt simpelweg neurotisch of lijdend aan een angstneurose of een 'karakterneurose', waarmee werd aangegeven dat er sprake was van een (blijvend) persoonlijkheidskenmerk. Patiënte zegt zelf al regelmatig dat ze haar leven lang een 'zenuwlijder' is geweest, ze was als kind al angstig, onzeker, ongedurig, rusteloos en nerveus. Ze heeft er eigenlijk nooit 'mee leren leven'. Haar toestand kwelt haar dagelijks.

De volgende psychiatrische diagnoses kunnen worden overwogen.

1 Wanneer iemand frequent last heeft van onvoorspelbare en abrupt optredende hevige angsten met veel lichamelijke sensaties als benauwdheid (ademnood), het gevoel te stikken, pijn en steken op de borst, hartkloppingen en duizeligheid, misselijkheid met maagklachten, zweten, tintelingen in de extremiteiten en rondom de mond, trillen en beven, is er sprake van een **paniekstoornis** (frequente paniekaanvallen). Daarbij kunnen ook nog derealisatie- en depersonalisatiegevoelens optreden. ('Is dat wat ik nu zie en hoor wel echt en is dit wel echt mijn lijf?') Dit controleverlies kan de angst 'gek te worden' oproepen. Er treedt nogal eens doodsangst op. Uiteraard zijn lang niet altijd al deze zogenaamde 'vasovegetatieve verschijnselen' tegelijkertijd aanwezig. De ademnood en steken op de borst worden nogal eens als 'hyperventilatie' betiteld. Er treedt veel vermijdingsgedrag en anticipatieangst op: patiënten gaan allerlei dingen nalaten en situaties uit de weg omdat ze bang zijn dat er weer aanvallen zullen optreden. De paniekstoornis heeft onbehandeld (of niet juist behandeld!) een chronisch beloop. De lifetime-prevalentie van de paniekstoornis is 1,5-3,5%. Gezien de somatische presentatie van de klachten worden de paniekaanvallen vaak niet als zodanig door de patiënt én door de

dokter erkend en herkend. De angst wordt als secundair aan de fysieke symptomen geduid. Gezien de overlap in symptomatologie tussen 'overgang' en paniekstoornis is het verwarren van deze diagnoses mogelijk. Patiëntes kunnen zelfs jarenlang ten onrechte – en tevergeefs wat betreft effect op de klachten – met hormoonsuppletie behandeld worden. Paniekpatiënten zijn ook nogal eens depressief en een 'dubbeldiagnose' paniekstoornis en depressie is niet zeldzaam.

2 Bij de **gegeneraliseerde (algemene) angststoornis** is er sprake van voortdurend en buitensporig angstig, nerveus en bezorgd zijn. De bange voorgevoelens hebben geen betrekking op een bepaald iets, maar strekken zich uit over allerlei levensgebieden en gebeurtenissen. Oorspronkelijk werd de diagnose gehanteerd als een 'restcategorie', wanneer paniekaanvallen en fobieën waren uitgesloten. Het is 'per definitie' een chronische aandoening, want het moet – om als zodanig benoemd te mogen worden – minstens zes maanden bestaan. Ook de matige prognose – spontane genezing treedt in minder dan 10% van de gevallen op – maakt het tot een chronische aandoening. Mensen zien op tegen allerlei dagelijkse beslommeringen, ze maken zich ernstige zorgen over wat partner en kinderen zou kunnen overkomen, terwijl er feitelijk niets bijzonders aan de hand is. Ze lijden aan hun eigen overmatige en niet te temperen ongerustheid. Ze lopen voortdurend te tobben en te piekeren, zijn erg gevoelig voor onrust in de omgeving en verandering in levensomstandigheden. Patiënten hebben dit getob niet onder controle. Er is ook sprake van verschijnselen als gejaagdheid, rusteloosheid, prikkelbaarheid, concentratieproblemen, slapeloosheid, spierspanningsklachten en moeheid. Patiënten zijn voortdurend onzeker over eigen doen en laten. Het dagelijks functioneren is chronisch gestoord. Er is bij de meeste mensen met een gegeneraliseerde angststoornis sprake van vermijdingsgedrag. De angst is vaak al in de vroege jeugd begonnen met extreme angst om alleen te zijn, buitensporige verlegenheid, schuwheid en angst in het donker. In de huisartspraktijk zijn deze mensen vaak bekend met alcoholgebruik en chronisch tranquillizer- en slaapmiddelengebruik. Bij de gegeneraliseerde angststoornis is het in de eerste plaats belangrijk somatische pathologie op te sporen, c.q. uit te sluiten. In de tweede plaats is het belangrijk na te gaan of het gebruik (of onthouding) van middelen als koffie, alcohol, sigaretten, pepmiddelen (amfetaminen, coke, xtc) bijdraagt aan de symptomatologie. Ten derde is het belangrijk comorbiditeit met persoonlijkheidsstoornissen en depressies op te

merken. Uiteraard is het ook belangrijk de invloed van ingrijpende gebeurtenissen en stressvolle omstandigheden op het voortduren van de klachten te signaleren. De prevalentie van de gegeneraliseerde angststoornis in de eerste lijn is 2-8%. De stoornis komt familiair voor. Er is veel 'overlap' met depressies, met name met *dysthymie*, er is vaak (ook) sprake van *fobieën* en van *paniekaanvallen*.

3 Mensen met een **sociale fobie** leiden onder een extreme en pathologische verlegenheid, zich ongemakkelijk voelen in sociale contacten met overgevoeligheid voor kritiek en angst voor afwijzing. Angst- en paniekaanvallen treden op tijdens vergaderingen, in winkels, tijdens feestjes enzovoort. Patiënten zullen zich voortdurend proberen te onttrekken aan sociale contacten en zich in kleine huiselijke kring isoleren.

4 Mensen met een **ontwijkende persoonlijkheidsstoornis** hebben erg veel moeite om met anderen om te gaan. Zij hebben geen vrienden. Het zijn echte 'loners'. Mensen met een sociale fobie zeggen dat ze wel graag met anderen zouden willen omgaan, maar dit niet durven of kunnen. Mensen met ontwijkende persoonlijkheidstrekken zeggen het niet (eens) te willen, ze hebben geen behoefte aan anderen.

5 Mensen met een **aandachtstekort en hyperactieve stoornis** zijn voortdurend onrustig. De laatste jaren wordt duidelijk dat ADHD niet alleen een bij kinderen voorkomend fenomeen is, maar dat het ook tot op volwassen leeftijd kan persisteren.

Bovenstaande diagnoses zijn vaak niet 'scherp' te stellen, met uitsluiting van andere diagnoses. Mensen met een paniekstoornis met agorafobie durven óók niet naar buiten, maar hun angst betreft de lichamelijke sensaties, terwijl bij een sociale fobie de angst (de blikken van) andere mensen betreft.

Chronisch sombere, ontstemde of angstige mensen komen meestal bij de huisarts met niet goed te duiden en te behandelen lichamelijke klachten – met chronisch klaaggedrag – en niet met hun stemmingsprobleem of hun moeilijke karakter. Lichamelijke klachten waarmee deze patiënten komen zijn: spierpijnen, moeheid, duizeligheid, droge mond, hartkloppingen, misselijkheid, slikklachten, diarree, heftig zweten en wazig zien. Ook is er vaak sprake van prikkelbaarheid en concentratieproblemen. De diagnose somatoforme stoornis, gegeneraliseerde angststoornis of dysthymie (zie hoofdstuk 2, over depressie) zal echter bij al deze klachten nogal eens *niet ge-*

steld worden, omdat men (te) lang met 'de patiënt meegaat op het somatisch spoorzoeken'.

Veel lichamelijke aandoeningen kunnen angstverschijnselen geven. Uiteraard moet er nagegaan worden of er geen sprake is van achterliggende en de klachten verklarende somatische pathologie, zoals de al genoemde schildklierafwijkingen.

Soms is het lastig bovenstaande diagnoses te differentiëren van persoonlijkheidsproblematiek en dwangstoornissen.

Wat is uw psychiatrische diagnose bij mevrouw Bakker?

Geen van bovenstaande 'etiketten' zou bij Corrie Bakker geheel misplaatst zijn. Als we haar klachtenpatroon overzien, lijkt de gegeneraliseerde angststoornis de meest 'passende' diagnose, waarbij er waarschijnlijk tevens sprake is van paniekaanvallen en sociaal fobisch gedrag en er uiteraard ook nog somatische en andere psychiatrische comorbiditeit kan bestaan.

Het stellen van de diagnose moet niet betekenen dat men het klaaggedrag van de patiënt in het vervolg onder een noemer afboekt (in deze vergaarbak deponeert) en doof en blind wordt voor allerlei klachten die tot specifieke aandacht en onderzoek zouden moeten leiden.

Wat kunt u hier als huisarts mee?

Patiënten met deze stoornissen kunnen meestal door de huisarts goed behandeld en begeleid worden. De begeleiding bestaat uit tijd en aandacht geven, luisteren naar het klagen en een heldere uitleg geven. Het is belangrijk 'structuur' te brengen in het klachtenpatroon en zo mogelijk gerust te stellen en beperkt lichamelijk en aanvullend onderzoek te doen. Men moet voorzichtig zijn met het opperen of bevestigen van allerlei 'somatische' hypotheses, die soms geruststellend kunnen werken als aannemelijke en plausibele verklaring van anders raadselachtige en onrustbarende klachten. Zeggen dat u het niet weet ('de dokter weet het ook al niet') of dat u denkt dat het psychisch is of stress ('de dokter zegt dat het maar zenuwen zijn' of 'tussen de oren zit') kan patiënten tot wanhoop drijven, maar ook nogal eens tot inadequaat medicatiegebruik leiden.

'Behandeling' bestaat in eerste instantie uit steun en advies. Soms uit het geven van tranquillizers. Er is natuurlijk nogal wat in te brengen tegen het gebruik van deze middelen vanwege de gewenning en de verslavende effecten. ('Mother's little helper', zong Mick Jagger al meer dan dertig jaar geleden over het valiumpje dat de overspannen huisvrouw op de been hield.) Antidepressiva zijn een beter en effectiever alternatief. Uitsluitend medicamenteuze behandeling beklijft vaak niet: *van het slikken van pillen leert men niet omgaan met klachten* en *levensproblemen*. Psychotherapeutische interventies – op basis van cognitieve gedragstherapie – zijn, vooral gezien de resultaten op langere termijn, te prefereren. Medicatie zal langdurig gegeven moeten worden en na staken zullen de klachten bij opnieuw optredende stress in onveranderde leefomstandigheden veelal in volle hevigheid terugkeren.

Specifieke behandeling bestaat uit relaxatietraining, assertiviteitstraining en cognitieve therapie: het veranderen van de gedachten en denkbeelden van patiënt over symptomen en klachten met uitleg, waardoor de fenomenen begrijpelijk en hanteerbaar worden. Stressmanagement, het leren omgaan met spanning oproepende situaties en relaties is daar een onderdeel van.

Stapsgewijze aanpak

De 'overgangskwestie' is tijdens een eerste consult besproken en hopelijk opgelost, alhoewel u – wijs geworden door ervaring – beseft dat het onderwerp wel weer eens op de agenda zal verschijnen. U beseft ook dat er nog een *mer à boire* aan klachten rondspookt die op de een of andere manier aan de orde moeten komen. U besluit het wat gestructureerder aan te pakken en suggereert in een volgend consult dat medicatie – anders dan de oxazepam, die ze nu (te) veel gebruikt – die het rondtollen van haar gedachten en getob zou kunnen 'stroomlijnen' misschien nuttig is. Bij een tweede consult is een deel van de waslijst aan klachten aan de orde gekomen met de vraag of zij zou voelen voor een betere medicatie. U vraagt zich tevens af, ook al kwam het tijdens dit consult niet aan de orde, wat de rol van de gezinssituatie op haar toestand is.

Wat weet u van het gezin?

Haar man is een zeer straffe roker en drinker die meer dan een pakje sigaretten per dag 'verast' en regelmatig een liter jonge klare (per dag) wegwerkt. Het is – desondanks – een harde werker, daar heeft ze geen klachten over; maar hij geeft wel veel problemen, want vaak zijn rekeningen niet betaald, ontstaan schulden en hij doet niks aan en in het huis. Zij maakt zich vreselijk druk om achterstallig onderhoud en is wrokkig over zijn totaal gebrek aan huishoudelijke inzet. De zorg voor drie kinderen komt helemaal op haar neer. Terwijl ze zich nauwelijks in staat voelt de begeleiding van de kinderen (helpen met huiswerk, het voeren van oudergesprekken op school of het bezoek aan ouderavonden) op te brengen, omdat ze eigenlijk 's avonds de deur niet uit durft en 'niet graag onder de mensen' is. De kinderen zijn gelukkig gezond, maar een griepje interpreteert mevrouw Bakker al als een dreigende ramp. Zij interpreteert opkomende koorts en pijn meestal als dreigende nekkramp, vooral als er recentelijk iets over op de tv is geweest of in de krant heeft gestaan. Ze heeft voortdurend het gevoel de controle over haar bestaan kwijt te raken. Nu de oudste dochter naar de brugklas is gegaan, raakt mevrouw Bakker geobsedeerd door de dreiging van ontsporing door slechte vriendjes die haar aan de drugs zullen brengen en mogelijke zwangerschap zullen bewerkstelligen!

Meervoudige problematiek!

Er is duidelijk sprake van een complex en meervoudig probleem: de persisterende lichamelijke klachten, de psychische problematiek en de geringe draagkracht van mevrouw; het alcoholmisbruik en het gedrag van de heer Bakker; de moeilijke relatie tussen de echtelieden, de onevenwichtige verdeling van huishoudelijke en opvoedingstaken. Mogelijk financiële problemen (mede door het alcoholisme van meneer). Niet zelden hebben dergelijke gezinnen uitgebreid schulden bij postorderbedrijven. Het is ondoenlijk voor de huisarts om dit alles 'solo' aan te pakken. Ook is het (mogelijk) weinig effectief een vrij willekeurig 'symptoom' aan te pakken. Op zijn minst zullen hulpkrachten binnen de eerste lijn aangesproken moeten worden. Meneer Bakker zal gemotiveerd moeten worden naar een consultatiebureau voor alcohol en drugs te gaan. Doet u dit als huisarts, of is dit iets wat de maatschappelijk werker of sociaal-psychiatrisch verpleegkundige in de 'marge' van echtpaargesprekken kan doen? Wanneer er financiële problemen zijn ontstaan, kan een advies van de sociaal raadsman nuttig zijn. Zijn er al advocaten in het spel?

Hoe pakt u deze situatie – gelet op de context – aan?

Mevrouw Bakker komt via uw verwijzing naar het maatschappelijk werk in een groep voor assertiviteitstraining terecht en volgt een cursus 'opvoedingsproblemen bij pubers'. Verwijzing naar een (psychosomatisch gerichte) fysiotherapeut kan ook nuttig zijn.

Misschien is een gesprek met het echtpaar over het delen van gezamenlijke verantwoordelijkheid voor huis en kroost nuttig. Bestaat er steun of een netwerk vanuit (haar of zijn) de familie? Een dergelijk gezin met veel problemen leeft namelijk vaak nogal geïsoleerd.

Kan en moet de huisarts dit doen?

Uit oogpunt van morele steun kan uw aanwezigheid bij een – eerste – gesprek met het maatschappelijk werk of de sociaal-psychiatrisch verpleegkundige wel nuttig zijn. Uiteraard is het voor u ondoenlijk ook op psychosociaal gebied voortdurend intensief betrokken te blijven bij een gezin met zo veel problemen in zo'n complexe situatie.

Het verslavingsprobleem van meneer mag ook wel eens aan de orde komen. Wordt meneer gevraagd naar het spreekuur te komen? En gaat dit via zijn vrouw, of doet u dit zelf? Mevrouw krijgt er in het eerste geval nog een extra – waarschijnlijk stressvolle en onmogelijk uit te voeren – taak bij. Maar wanneer u deze taak van haar overneemt, raakt u al snel verzeild in de gezagscrisis in het gezin. U verliest uw onafhankelijkheid en noodzakelijke distantie. Wat gebeurt er als meneer Bakker uw verzoek botweg afwijst? Is dat niet een aantasting van uw gezag? U hebt gefaald als hulp van mevrouw. Als huisarts en 'systeemtherapeut' zit je al snel in een wespennest.

Wiens zorg zijn de kinderen? De kinderen uit een dergelijk gezin belanden nogal eens 'tussen wal en schip'. In feite komen ze voortdurend tekort in aandacht en zorg van de ouders en raken ze verzeild in conflicten tussen de ouders. De huisarts kan dit als gezinsarts signaleren en initiatieven nemen, voorzover andere hulpverleners dat niet doen. Hoe jonger het kind, des te kwetsbaarder het is voor de invloed van de verstoorde opvoedingssituatie en des te ingrijpender de gevolgen voor de verdere ontwikkeling. De ernst en chroniciteit van de stoornis van (een van) de ouder(s) bepalen ernst en schade van de invloed. Gezinnen met psychiatrische problemen hebben nogal eens een klein sociaal netwerk, waardoor de kwetsbaarheid van kinderen toeneemt. Bij baby's ontstaat een verstoord vermogen tot hechting, individuatie en ontwikkeling van de affectie. Bij peuters kan achterstand op allerlei ontwikkelingsgebieden een signaal zijn: achterlopende spraak- en taalontwikkeling, concentratieproblemen, angsten en agressie. Regressie met persisterende incontinentie – voor urine, maar ook broekpoepen – kan optreden. Bij kleuters treden scheidingsangst – niet naar school durven – en sociale onhandigheid op. Kinderen op de lagere-schoolleeftijd neigen tot 'parentificatie': het op zich nemen van de rol en taak van de ouder, vanwege het 'infantiele', afhankelijke, gedrag van de ouders zelf. De kinderen kunnen daardoor een zeer zelfredzame indruk maken en komen soms heel assertief over. Kinderen van drugsverslaafde en psychisch gestoorde ouders zijn vaak heel bijdehand. Ze kunnen nooit kind zijn en komen in feite chronisch tekort. Deze pathologische situatie kan haar weerslag hebben op hun stemming en gedrag: slechte schoolresultaten, diverse gedragsproblemen met angst, agressiviteit of somberheid. Schuld- en schaamtegevoelens spelen hierin een grote rol. Deze kinderen kunnen nogal eens moeilijk omgaan met emoties en kunnen een onverschillige indruk maken, terwijl ze feitelijk erg bang en afhankelijk zijn. Deze kinderen hebben veel 'psychosomatische klachten'. In de puberteit komt het tot hevige fricties tussen loyaliteit met het ouderlijk gezin en de zich ontwikkelende eigen identiteit. Dit kan leiden tot weglopen, in zichzelf gekeerd en somber zijn met een zeer negatief zelfbeeld, het moeilijk aangaan van intieme relaties, ontbrekend vertrouwen in anderen en hevige angst en woede.

Er bestaan zogeheten KOPP-groepen: groepen van Kinderen van Ouders met Psychiatrische Problemen, waarin kinderen steun en hulp kunnen vinden. Deze groepen worden opgezet vanuit de afdelingen Preventie van instellingen voor geestelijke gezondheidszorg. Er bestaan ook groepen van kinderen van ouders met verslavingsproblemen, die soortgelijke doelstellingen en werkwijzen hebben.

Verwachtingen
en doelen

Meneer Bakker zal niet zomaar een modelhuisvader worden en mevrouw Bakker niet zomaar een stabiele en evenwichtige huisvrouw. Doelen zullen haalbaar moeten zijn en verwachtingen zullen niet te hoog moeten worden gespannen. Er lijkt in dergelijke situaties nogal eens sprake te zijn van een 'Wet van Behoud van Ellende': bij iedere aangeboden oplossing voor een probleem doemt een volgende ramp op. Hulpverleners kunnen daardoor het gevoel krijgen dat er een voortdurende strijd tegen de bierkaai uitgevochten wordt. Te omvangrijke en ambitieuze reddingsoperaties leiden nogal eens tot (dreigende) burn-out bij hulpverleners.

Het zal van de (te mobiliseren) motivatie van eenieder afhangen hoe de steun en hulp 'getimed' worden. Meest voor de hand liggend is eerst op enige 'gemoedsrust' van mevrouw Bakker te focussen, een betere verdeling van verantwoordelijkheden tussen de echtelieden en hun onderlinge taakverdeling tot stand te brengen en zich dan pas op haar overmatig medicatiegebruik en zijn alcoholconsumptie te richten. Uiteraard is dit arbitrair. Er valt ook veel voor te zeggen zijn alcoholgebruik voorrang te geven, maar de vraag is of dat haalbaar is. In ieder geval kan dat niet als voorwaarde voor eventuele vervolgacties gesteld worden.

Een jaar later

Corrie Bakker blijkt een jaar later erg veel steun te ervaren van de maatschappelijk werkster die haar begeleidt in het beredderen van haar gezin. Ze gebruikt een antidepressivum waarop ze minder panisch reageert en dat haar helpt meer 'gelaten' met dreigende ontregeling en crisistoestanden om te gaan. Corrie heeft ook veel minder last van allerlei verontrustende lichamelijke klachten; alhoewel ze wel regelmatig klachten heeft en ermee bij de dokter komt, laat ze zich veel gemakkelijker geruststellen. Het gedrag van de heer Bakker blijkt niet veel veranderd, hij vindt dat hij recht heeft op zijn borrel en zijn saffie, 'waar leeft hij anders voor'. Hij is wel bereid gebleken meer aan de representatie buitenshuis te doen en mee te gaan naar ouderavonden. De kinderen hebt u onder de aandacht gebracht van een SPV-er, die een KOPP-groep doet, maar u weet niet hoe dat loopt.

Literatuur

Boeijen C van. Balkom A van. Gegeneraliseerde angststoornis. In: R van Dyk, AJLM van Balkom en P van Oppen. Behandelingsstrategieën bij angststoornissen. Bohn Stafleu Van Loghum. Houten/Diegem. 1996.

Emmelkamp PMG. Angststoornissen. In: Vandereycken W, CAL Hoogduin en PMG Emmelkamp (red.). Handboek Psychopathologie. Bohn Stafleu Van Loghum. Houten/Saventhem. 1994.

Feltz-Cornelis C van der. Therapieresistente opvliegers bij vrouwen in de overgang: paniekstoornis? Ned Tijdschr Geneeskd 1999; 143: 281-284.

Nutt D, Rickels K. Stein DJ. (Ed.) Generalized Anxiety Disorder. Martin Dunitz. London. 2002.

Terluin B, Horst FB van, Meer K van der, Neomagus GJH, Hekman J, Aulbers LPJ, Starreveld JS, Grol MH. NHG-standaard Angststoornissen. Huisarts Wet. 2004; 47:26-37.

Tonks A. Treatment of generalized anxiety disorder. BMJ 2003; 326: 700-702.

Casus

De heer JanHendrik Vermes is een 59-jarige, lijzig pratende, sombere man. U ziet hem sedert ruim tien jaar zeer regelmatig op het spreekuur met een grote hoeveelheid klachten en kwaaltjes. Op geen enkel gebied gaat het ooit echt goed. Zelfs het weer werkt bij hem nooit mee! Hij heeft 'chronisch astma' en is daardoor vaak benauwd. Hiervoor heeft hij medicijnen van de longarts, die hij dagelijks nauwgezet gebruikt. Maar die medicijnen werken toch niet voldoende, vindt hij, en geven bovendien veel bijwerkingen. Toch wil hij niet stoppen of veranderen, want dat zou nog wel eens slechter kunnen uitpakken. Tevens heeft hij medicijnen voor zijn rug- en gewrichtsklachten. Die geven maagklachten, waar hij dan weer maagtabletten voor neemt. Hij heeft bovendien al heel lang regelmatig ondraaglijke hoofdpijn.

Alles heeft hem zijn leven lang tegengezeten. Hij heeft altijd pech gehad. 'Ach, mijn leven is één uitgestrekt tranendal vol tegenslag', verzucht hij. Hij is zeventien jaar geleden gescheiden, omdat zijn vrouw het niet meer met hem uithield en er met een collega vandoor ging. Zijn kinderen laten weinig meer van zich horen. 'Ja dokter, bij mij is het eigenlijk ook nooit gezellig en al helemaal geen vrolijke boel, dus dan gaan ze je mijden.' Hij kent zichzelf goed en heeft geen opwekkend zelfbeeld. Hij is altijd vol zelfbeklag en zelfverwijt.

Zijn vriendin, die bij elk doktersbezoek trouw met hem meekomt en dan ook het woord voor hem probeert te doen, is zijn steun en toeverlaat. Ze verzorgt hem praktisch helemaal, maar als de dokter hem daarover rechtstreeks een vraag stelt, zegt hij ongegeneerd — terwijl zij naast hem zit! — dat hij 'verder niet veel aan haar heeft'. Hij is zeer eenzelvig en op zichzelf gericht. U ziet hem regelmatig — in ieder geval op een vaste afspraak één keer per maand — en bespreekt dan zijn klachten en mogelijke veranderingen daarin. Hij wil dan nauwgezet zijn lijstje afwerken en uitgebreid gerustgesteld worden. Activiteiten die zijn vriendin voorstelt, worden door hem meestal afgewezen, omdat hij zich er niet toe in staat acht. 'Dat kan ik echt niet hoor dokter, zo'n wandeling in het park met mijn benauwdheid, en daarna heb ik verschrikkelijke hoofdpijn, ik moet dat zuur bekopen.' Met mooi weer is het algauw te warm en in de herfst is het meestal te guur en is hij bang kou te vatten.

Wat is hier de 'hulpvraag'?

Hij komt nu omdat het zo echt niet meer gaat, hij is liever dood. Hij is voortdurend benauwd, slaapt slecht, heeft altijd pijn in de gewrichten en hoofdpijn. 'Ik vind het leven een ondraaglijk lijden, dokter, er moet maar een eind aan komen.' Zijn vriendin zegt dat ze het niet meer aankan, dat het haar te veel wordt. Zij vindt dat hij opgenomen moet worden. Zij heeft dus een noodkreet en een 'doelvraag', hij komt met een klaagzang. Maar een richting voor een mogelijke oplossing van wat voor probleem dan ook is daarmee nog niet gegeven.

Is er inderdaad sprake van 'chronisch astma' en is zijn benauwdheid daaruit te verklaren? Ook al is dat een goede verklaring voor zijn ademhalingsproblemen, dan nog moet je je als huisarts bij een man op deze leeftijd geregeld blijven afvragen of er niet ook andere (somatische) diagnoses in aanmerking komen. Om maar wat te noemen: Hoe is zijn cardiale conditie? Zou er sprake kunnen zijn van hypothyreoïdie? Loopt hij nog bij de longarts, is de medicatie wel adequaat en rookt hij nog steeds? Is er een plausibele medische verklaring voor de vele pijnklachten? Is er sprake van artrose? Is hier sprake van chronisch klaaggedrag dat niet in overeenstemming is met vast te stellen pathologie? Is daar recent verandering in gekomen? Is er iets gebeurd? Is hij depressief? Is zijn vriendin echt de enige steun en toeverlaat? Wat doet hij overdag? Kortom: dergelijk somber klaaggedrag roept een heleboel vragen op. Zowel op medisch-somatisch als psychiatrisch en psychosociaal gebied. Antwoorden daarop zouden het beeld kunnen verhelderen en concreter maken en tot een adequater beleid en begeleiding kunnen leiden.

Hij is nog recent bij de longarts geweest en de medicatie lijkt voldoende, althans het meest haalbare, want hij heeft fors COPD en hij rookt nog steeds. Cardiaal is hij in redelijke conditie en de schildklierfunctie is al eens bepaald en niet afwijkend. Voor zijn pijnklachten bestaat geen afdoende verklaring. Hij lijkt enige artrose te hebben, maar die is niet indrukwekkend. Hij is al eens uitgebreid op een reumacentrum onderzocht en heeft al veel fysiotherapie gehad, zowel voor zijn hoofdpijn als voor zijn gewrichtsklachten – ook om hem tot meer bewegen te motiveren. Maar het heeft noch diagnostisch noch therapeutisch veel opgeleverd. Zijn vriendin bepaalt nu de 'hulpvraag', omdat zij de zorg voor haar vriend niet meer aankan. Meneer Vermes zelf presenteert vooral een klaagzang en kan op vragen naar wat u mogelijk voor hem kunt doen of betekenen niet met een antwoord komen. 'Ach dokter, ik ben een failliete boedel, ik heb mijn laatste kaart al lang geleden uitgespeeld.'

Welke diagnose overweegt u?

Meneer Vermes is een labiele, fragiele, kwetsbare man, 'neurastheen' zal menige wat oudere huisarts zeggen: iemand met 'zwakke zenuwen', met een zwak gestel. Hij is voortdurend angstig met veel vermijdingsgedrag en stelt zich passief en afhankelijk op. Hij is somber, heeft geen plezier in het leven en komt tot niks. Hij heeft ook nog – in periodes zeker – andere kenmerken van een depressie. Hij heeft slaapproblemen en klaagt over periodes van slapeloosheid. Maar hij vertelt ook dat hij voortdurend moe is en meer dan twintig uur per dag slaapt, althans slaperig rondsukkelt. Hij snoept vaak erg veel, maar heeft geen zin in eten, maakt zelf niks klaar, maar weigert ook de door zijn vriendin voorgeschotelde kost, die hij dan weer een 'laffe hap', dan weer 'veel te vet' noemt. Hij vindt zichzelf waardeloos en het leven 'een groot tranendal' en zegt regelmatig dat hij maar beter niet geboren had kunnen worden en liever dood was. Kortom: hij staat uitgesproken negatief in de wereld. Hij voldoet aan de criteria van een (matig) ernstige depressie. Er is dus sprake van een chronisch depressief beeld met daarnaast angsten en als 'premorbide' basis een aantal ontwijkende en dwangmatige persoonlijkheidstrekken.

De context – zijn voorgeschiedenis

U weet – ondanks dat u hem al zo lang kent en zo vaak ziet (!) – eigenlijk niet zoveel van de voorgeschiedenis van meneer Vermes. Hij blijkt bij doorvragen twintig jaar geleden een lange tijd 'overspannen' te zijn geweest. Hij kon toen zijn werk niet aan en had ook rugklachten. Hij werd een tijdje in een rusthuis opgenomen om 'tot zichzelf te komen' en zo is hij in de WAO terechtgekomen. 'Ze gingen toen bij ons op kantoor met computers werken, dokter, en dat kon ik niet bijbenen. En bovendien moest mijn afdeling fuseren met die van een andere bank en dat kon ik niet aan, en toen kwam die affaire met mijn vrouw er nog bij, dus u begrijpt, ze hebben me de vernieling in geholpen.' Er is weinig voor nodig om aan hem een litanie te ontlokken. Zijn huidige vriendin heeft hij bij een kerkgenootschap ontmoet en zij, een al wat oudere weduwe met twee volwassen kinderen, heeft zich, op voorspraak van een predikant, liefdevol over hem ontfermd.

Aangezien zij werkt en kinderen en kleinkinderen heeft, aan wie ze ook tijd wil besteden, is meneer Vermes veel alleen. Hij verveelt zich dan, ligt lang in bed en ligt ook overdag veel op de bank met de televisie aan. 'Het zijn allemaal erg vervelende programma's, maar je moet toch wat, de muren komen op me af en dan heb ik weer last van benauwdheid en pijn.' Hij gaat liever niet alleen de straat op en belt zijn vriendin dan vaak op, ook als ze op haar werk zit of bij de kinderen en kleinkinderen is. Zij ervaart de 'vriendschap' als erg belastend, maar wil hem ook niet in de steek laten. Zij ervaart hem 'als het lastigste en meest belastende kleinkind', laat ze zich eens ontvallen als ze de dokter alleen spreekt.

Differentiaal-
diagnostiek van
chronische
depressies

Een vrijwel voortdurend aanwezige somberheid, met piekeren, niet
kunnen genieten van het leven en gevoel van tekortschieten, die
vaak al tijdens de adolescentie ontstaat, stond vroeger bekend als
een neurotische depressie en wordt tegenwoordig *dysthymie* genoemd. Het gaat om een chronische 'milde' depressie met meestal
begeleidende verschijnselen als: problemen met de eetlust, slaapproblemen, lusteloosheid of moeheid, concentratieproblemen of moeite
beslissingen te nemen en een laag zelfgevoel. De prevalentie van
dysthymie in de eerste lijn is ongeveer 3%.

Bij een *chronische depressie* kan het gaan om het persisteren van somberheid na een acuut begin, om onvolledig herstel van een depressieve
episode of een recidiverend beloop met remissies en exacerbaties. Hierbij is er sprake van voortdurende somberheid en/of interesseverlies, met
daarnaast problemen met eetlust en gewicht, slaapproblemen, gebrek
aan energie, moeite met denken en concentreren, gevoelens van waardeloosheid en terugkerende doodswensen. De prevalentiecijfers over
chronische depressiviteit lopen uiteen – afhankelijk van metingen in de
eerste lijn (10%) of in populaties in de geestelijke gezondheidszorg
(35%). Bij het chronisch worden van een depressie kan er sprake zijn van
therapieresistentie, van onvoldoende herstel na – op zich adequate –
therapie, van inadequate therapie of mogelijk ook (en dat klinkt nogal
paradoxaal) van het persisteren van de depressie, dankzij het voortdurend 'in therapie' blijven zonder dat die wat oplevert!

Respons op therapie wordt in wetenschappelijk onderzoek meestal
gedefinieerd als 50% reductie op een gestandaardiseerde depressie-
schaal. Naar schatting is er bij 20-35% van de behandelde patiënten
geen respons en bij 12-15% slechts een partiële respons. Therapieresistentie treedt dan dus bij een derde tot de helft van de behandelde patiënten op!

Volgens het NEMESIS-onderzoek is binnen drie maanden 50% van
de patiënten met een ernstige depressie volledig hersteld, binnen
zes maanden 63% en na een jaar heeft 76% geen depressieve verschijnselen meer. Maar na twee jaar heeft nog 20% verschijnselen
van een ernstige depressie en is dus 'per definitie' chronisch depressief. Kenmerken die een langere duur of chronisch beloop voorspellen, zijn de ernst van de klachten, eerdere depressieve episodes, gebrek aan sociale steun en bijkomende lichamelijke (en chronische)
ziektes als diabetes en COPD. Er is dan sprake van een verminderde
weerbaarheid en draagkracht. Traumatische jeugdervaringen, ernstige
levensgebeurtenissen en neurotische persoonlijkheidstrekken verho-
gen de kans op het ontstaan van een depressie, maar zouden het
chronisch beloop niet voorspellen!

Van den Hoofdakker en Ormel stelden eerder dat de ontwikkeling van chroniciteit vooral beïnvloed wordt door de persoonlijkheid en het inadequaat behandeld zijn van eerdere depressieve episodes, zowel wat betreft medicamenteuze interventies als psychotherapeutische begeleiding. Bij chronische depressies zou het bovendien kunnen gaan om mensen met 'gewoon' veel pech in het leven, mensen bij wie 'waardoor dan ook altijd alles tegenzit'. Het is nogal eens moeilijk achteraf de door de patiënt ervaren en beschreven rampen te onderscheiden van normale tegenslag die vaak jaren na het gebeuren niet meer te controleren of op realiteitsgehalte te schatten is.

Prognose

De prognose van depressies is dus allerminst rooskleurig en de behandelbaarheid is lang niet zo simpel als we nogal eens veronderstellen of ons wordt voorgehouden. Veel chronisch depressieve mensen kregen (van huisartsen) alleen tranquillizers of antidepressiva in inadequate, te lage, dosering. Veel medicamenteuze en psychotherapeutische interventies worden ingezet zonder dat naderhand goed geëvalueerd wordt wat het 'netto'-effect en resultaat is. Geen of inadequate psychotherapeutische hulp kan betekenen dat depressieve mensen als onverbeterlijke somberaars en pessimisten worden beschouwd, die zich niet lenen of openstellen voor psychotherapeutische hulp. Het is van belang dat de duur van een depressie wordt betrokken in de indicatiestelling voor therapie en verwijzing. Een depressie van langer dan een jaar is chronisch en moet intensief behandeld worden. Bij de verwijsindicatie spelen uiteraard ook de interesse, de bereidheid tijd en aandacht te investeren en de ervaring en deskundigheid van de betrokken huisarts een grote rol.

Depressieve persoonlijkheidsstoornis?

In de chronisch psychiatrische populatie is de comorbiditeit met persoonlijkheidsproblematiek groot. Terwijl de prevalentie van persoonlijkheidsstoornissen in de algemene bevolking 10-15% is, is dat onder chronisch psychiatrische patiënten 50-60%! Comorbiditeit heeft een sterke invloed op het beloop van stemmingsstoornissen. Het herstelpercentage bij een depressie is veel lager en het aantal recidieven is veel hoger bij een kortere remissieduur. Bij maladaptieve persoonlijkheidstrekken is de kans op depressies groter, is de therapie moeizamer en van langere duur en is de kans op terugval groter. Bij persisterende stemmingsstoornissen komen de ontwijkende, afhankelijke, borderline en obsessief-compulsieve persoonlijkheidsstoornissen het meest voor. Uiteraard kan hier sprake zijn van vertekening doordat depressieve mensen niet alleen hun huidige toestand en de toekomst somber zien, maar ook hun verleden en eigen persoon in retrospectief zeer negatief zullen afschilderen. Een fenomeen dat men wel 'contaminatie in de persoonlijkheidsmeting' noemt. De suggestie uit veel onderzoek is dat veel persisterende depressie ontstaat op een ondergrond vanuit traumatische jeugdervaringen (affectieve verwaarlozing en seksueel misbruik) ontstane persoonlijkheidsproblematiek met negatief geladen emotionaliteit en temperament. Dergelijke patiënten hebben rigide patronen in denken, voelen en handelen. Zij kunnen slecht omgaan met veranderingen en traumatische gebeurtenissen in hun leven.

Tot op de dag van vandaag is er discussie in de psychiatrische literatuur over het bestaan van een afzonderlijke depressieve persoonlijkheidsstoornis. Criterium voor een *depressieve persoonlijkheidsstoornis* is een duurzaam patroon van depressieve cognities en gedragingen: voortdurende neerslachtigheid, zwaarmoedigheid, vreugdeloosheid bij een negatief zelfbeeld met gevoelens van waardeloosheid en onvermogen, vol zelfkritiek, zelfbeschuldiging en zelfgeringschatting (zelfdepreciatie). Dergelijke mensen zijn tobberig en zorgelijk van aard, negativistisch en pessimistisch, maar ook veroordelend over anderen. Veel dysthyme patiënten hebben (ook) een depressieve persoonlijkheidsstoornis, maar niet alle mensen met een dergelijk karakter zijn dysthym! In de praktijk zal het moeilijk zijn te onderscheiden of iemand lijdt aan dysthymie of een depressieve persoonlijkheidsstoornis heeft. Men zal iemands levensgeschiedenis vrij uitgebreid en gedetailleerd moeten doorlopen en daarbij veel informatie uit hetero-anamnestische bronnen moeten halen. Bijkomend probleem is dat het onderscheid met (bijvoorbeeld) angst en overspanning niet altijd scherp is en dat er veel comorbiditeit bestaat met angststoornissen en middelenmisbruik.

Het beloop van depressies

Het beeld van een depressie als een ziekte die met medicamenteuze behandeling volledig herstelt, met in uitzonderingsgevallen een recidief of terugval, klopt dus niet met de werkelijkheid. In een groot aantal gevallen is er sprake van een onvolledig herstel en blijft er een *sub-threshold*-depressie bestaan en is de remissie dus (maar) partieel. De *chronic minor depressive disorder* zou een intermitterende vorm van depressie kunnen zijn of kunnen berusten op een labiele of cyclothyme (persoonlijkheids)stoornis: een depressie met atypische kenmerken, zoals heftig reageren van stemming op afwijzing en krenking van zelfgevoel. Iemand met een narcistische persoonlijkheid(sstoornis) is overigens ook nogal snel gedeprimeerd (of geagiteerd) wanneer te hoog gestelde eisen en verwachtingen niet blijken uit te komen. Bij chronische depressies is vaak sprake van een vroeg begin (al voor het twintigste levensjaar) en van een ontwikkelings-stoornis, een inadequate rijping van de persoonlijkheid. Bij later ont-stane chronische depressies is nogal eens sprake van een regressie, van het emotioneel niet functioneren op het niveau van een gezonde volwassene.

Bij chronische depressies kan sprake zijn van het voortbestaan van een 'reactieve' depressie – van blijvende depressieve symptomen bij een langdurig bestaande aanpassingsstoornis waarbij de stressoren niet worden weggenomen of 'opgelost'.

De verhoogde mortaliteit van chronische depressies is in eerste in-stantie te wijten aan de grotere kans op suïcide, maar ook somati-sche aandoeningen komen bij depressieve mensen meer voor.

Problemen in de omgang met chronisch depressieve patiënten

Voortdurend depressieve mensen doen een groot beroep op hun om-geving, relaties worden onder druk gezet en lijden onder de somber-heid en het negativisme van de patiënt; in feite is er vaak sprake van toenemend isolement en sociale invaliditeit. Anderzijds lijden chro-nisch depressieve mensen ook nogal eens onder hun omgeving, om-dat ze geen grenzen kunnen stellen en subassertief zijn: ze komen niet voor hun eigen belangen op en laten zich negeren en misbrui-ken. Pesterij op school en werk kan tot depressies leiden, maar sub-assertieve depressieve mensen worden ook nogal eens gepest!

Behandeling en begeleiding van chronisch depressieve patiënten gaat niet alleen om het doen verdwijnen van de depressieve klachten of symptomen. Patiënten hebben vaak een zeer negatief zelfbeeld en geen positieve manieren om problemen aan te pakken. Ze hebben een inadequate *coping style*. Hun persoonlijk en maatschappelijk leven is chronisch ontwricht. Ook hulpverleners raken bij confrontatie met een dergelijke 'poel van ellende' nogal eens gedemoraliseerd. Het vergt veel inzet en uithoudingsvermogen om met deze patiënten te werken. Zowel het verband tussen de depressieve klachten, de per-soonlijkheid en de coping-strategieën van de patiënt, als de interac-tie tussen patiënt en hulpverlener moeten in het vizier worden ge-houden. Deze patiënten confronteren de hulpverlener met veel negatieve emoties: hopeloosheid, moedeloosheid en machteloze woede ('het wordt toch nooit wat, bij mij is alles altijd al mislukt'), die ook beschuldigend kan klinken ('u kunt me ook al niet helpen, u doet ook al niks voor me'). De 'natuurlijke' reactie zal nogal eens neerkomen op: 'Als u zelf niet beter wilt worden en als u zelf niet meewerkt, dan wordt het niks en kan ik u ook niet helpen.' De ho-peloosheid van de depressie kan daardoor een 'besmettelijk' karakter krijgen. In de omgang met deze patiënten is het daarom van belang

voor de hulpverlener een positief en stabiel zelfbeeld te handhaven. Ook voor de huisarts is het belangrijk een interpersoonlijke sensitiviteit te ontwikkelen en daarmee de negatieve emoties wel te signaleren en ter sprake te brengen, maar ze niet – op vileine manier – terug te kaatsen. De dokter moet proberen 'de moed erin te houden'. Een andere valkuil is overigens het troostend en bagatelliserend wegpraten van emoties: 'morgen kijkt u er wel weer wat vrolijker tegenaan, na regen komt zonneschijn' of 'u hebt toch ook nog uw kinderen en een lieve vriendin (en een goed pensioen)'.
Persoonlijkheidspathologie draagt sterk aan de chroniciteit van depressies bij, maar maakt begeleiding en behandeling ook problematisch.

Hebt u zelf een gedragslijn of beleid bij (patiënten als) meneer Vermes?

U ervaart het toch wel een beetje als 'pappen en nathouden', ziet nogal eens tegen het volgende maandelijks consult op, ondergaat en verdraagt het gelamenteer van meneer Vermes gedurende een kwartier en haalt opgelucht adem als hij met zijn recepten de deur uitgaat. Maar het blijft onbevredigend en u vindt het ook wel sneu voor de man zelf. Het is toch een schraal en leeg bestaan. Zijn vriendin heeft u al eens apart genomen en gezegd dat zij het (ook) niet lang meer met hem uithoudt, want hij is altijd erg claimend en plakkend en ze kan eigenlijk nooit iets goed doen. 'Het is dan wel je christenplicht, maar die houdt toch ook eens ergens op, zeggen mijn eigen kinderen, het is altijd chagrijn dokter, het sloopt me.'

Consultatie van een psychiater

U wilt uit deze impasse komen en besluit tot het vragen van advies aan iemand met specifieke deskundigheid. U belt met de psychiaterconsulent van de instelling voor geestelijke gezondheidszorg in uw regio. Het kan bij een dergelijke consultatie gaan om diagnostiek, medicamenteuze of psychotherapeutische behandeling of bejegening en strategie.

De essentie is dat de deskundige specialist de patiënt zelf niet (per se) hoeft te zien, maar ingaat op de vraag en het probleem van de hulpverlener en aan deze een advies geeft. De consulent is wel verantwoordelijk voor het advies, maar niet voor de verwerking ervan en ook niet voor het resultaat van de uitvoering. De consulent draagt dus – formeel gesteld – geen behandelverantwoordelijkheid.

Enige tips en adviezen bij het vragen van consultatie.
- Kies een goede gelegenheid (het moet uzelf wel uitkomen) en neem dan de tijd.

- Vraag aan de consulent of het nu uitkomt en of hij/zij nu tijd heeft.
- Stel uzelf met naam en functie (huisarts, huisarts in opleiding of waarnemer) voor.
- Vraag (eventueel) naar de hoedanigheid van de consulent. (Het is soms 'lastig' tijdens het gesprek pas te merken dat het gaat om een huisarts in opleiding die stage loopt bij de crisisdienst, of om een sociaal-psychiatrisch verpleegkundige.)
- U kunt ook gerust vragen naar specifieke kennis en ervaring van de consulent op het gebied van de adviesvraag. (Bijvoorbeeld als het gaat om eetstoornissen, medicamenteuze alternatieven bij schizofrenie of, in dit geval, chronische depressies.)
- Hoe concreter uw vraag, hoe beter.
- Kom eerst met de vraag en dan met het toelichtende verhaal.
- U hoeft niet met een afgerond verhaal en een (kant-en-klare) differentiaaldiagnose te komen.
- Zet dat wat u van de patiënt weet (vroegere opnames, medicatie enzovoort) vooraf even op een rijtje, hou het dossier bij de hand.
- Bedenk – zo mogelijk vooraf – of u zelf verder wilt met deze patiënt (met consultatieve steun), of liever wilt aansturen op verwijzing. Als u een patiënt (eigenlijk) wilt presenteren voor opname of wilt overdragen en verwijzen, zeg dat dan direct. Er is dan eigenlijk geen sprake van consultatie en de 'verborgen agenda' kan het gesprek ernstig verstoren.
- Toon wat u niet weet, verberg het niet. *Een consultatiegesprek is geen examen!*
- Heb *vertrouwen* in de goede afloop. Als u er al niks van verwacht (besmet bent met de wanhoop van de patiënt), wordt het ook niks.
- Toon uw onzekerheid, zorg, betrokkenheid en ongerustheid, spreek die uit.
- Als u het gevoel hebt dat het gesprek niet vlot, uw vraag niet wordt begrepen of verkeerd wordt opgevat (consulent reageert afwerend: 'Wat wilt u nu eigenlijk dat ik met die patiënt doe?'), stel dat dan aan de orde. Metacommunicatie mag óók in een consultatiegesprek.
- Stel eventueel een *volgend gesprek* voor, op een 'rustiger' tijdstip of na het inwinnen van nieuwe informatie.
- Rond af met een *conclusie* over wat het gesprek of advies u heeft opgeleverd en zeg iets over wat u veronderstelt aangaande 'wie wat verder doet'. (Mogelijk moet de consulent met een achterwacht, supervisor of teamgenoot overleggen, nagaan of de patiënt

al bij de instelling onder behandeling is; misschien wilt u als con-
sultvrager de patiënt bij nader inzien eigenlijk toch wel (eventueel
elders) presenteren.

Wat levert het
consultgesprek
over meneer
Vermes op?

In dit geval zou de vraag kunnen zijn wat er diagnostisch te zeggen
valt bij de ziektegeschiedenis van meneer Vermes en of er een ope-
ning voor een koerswijziging is.

'Gaat het niet vooral om een persoonlijkheidsstoornis?' zo vraagt
de psychiater zich af. 'Is deze meneer Vermes niet een erg dwangmatige en starre man, die zich verzet tegen iedere verandering? Heeft
deze man niet alle belang bij het handhaven van de status quo,
waarin hij passief en afhankelijk kan leunen op de steun van zijn
vriendin, die kennelijk een erg groot geweten heeft? Er lijkt toch wel
sprake te zijn van een forse regressie. Of is het een angstige, chronisch depressieve, dysthyme man die aan het vereenzamen is? Er zou
ook nog sprake kunnen zijn van een stemmingsstoornis op basis van
een somatische (pulmonale, cardiale of endocriene) aandoening of
van bijwerkingen van medicatie! Of speelt dementering wellicht een
rol?'

Dergelijke vragen blijken tijdens een telefonische consultatie aan
de orde te komen, maar zijn niet stante pede te beantwoorden. Wel
wordt u duidelijk wat er uitgezocht moet worden, wie dat zou kunnen doen en hoe dat aangepakt kan worden. De consulterend psychiater suggereert een diagnostisch consult bij een collega op de
psychiatrische afdeling van een algemeen ziekenhuis, waar men ook
een neuropsychologisch onderzoek kan uitvoeren. Dementie kan dan
uitgesloten worden en misschien kan men daar ook wat uitgebreider
naar persoonlijkheidspathologie kijken.

De consulent suggereert – terloops en op de verdere diagnostiek
vooruitlopend – 'therapeutisch' twee dingen: antidepressiva en een
dagbehandeling. De collega heeft goede ervaringen met een nieuw
middel en heeft ook goede ervaringen met een therapeutisch dag-
programma binnen zijn instelling, waar men veel aandacht heeft
voor 'moeilijke mensen'.

Introductie van
het resultaat van
de consultatie bij
de patiënt

*Meneer Vermes verzet zich tegen alle door u gepresenteerde opties. Hij heeft al
eerder en meerdere keren antidepressiva gehad, maar ze hielpen toch nooit
echt. De laatste keer is hij er zo beroerd van geworden, dat hij al na anderhalve week gestopt is. Hij heeft toen besloten daar nooit weer aan te beginnen. U hebt de indruk dat de medicatie nooit in een adequate dosering is
voorgeschreven of ingenomen. Ook is nooit – voorzover dat nog is te achterhalen! – goed nagegaan wat het effect was. Nu, achteraf, oordeelt hij er erg*

negatief over, maar dat is, gezien zijn toestand, een weinig betrouwbaar oordeel.

Hij is eerder opgenomen en langdurig in nazorg geweest. 'De dokter vroeg dan hoe het met me ging, ik zei dan dat het zo zijn gangetje ging en dan kreeg ik weer een recept.' Hij is twee jaar geleden – op uw aandringen – nog eens een aantal keren bij een psychiater geweest, die hem 'het hemd van het gat heeft gevraagd, maar dat heeft geen ene sikkepit opgeleverd', dus van hem hoeft een nieuwe verwijzing echt niet. En zo'n dagbehandeling lijkt hem 'een heel kinderachtig gedoe'. 'Daar word je alleen maar met spelletjes en handenarbeid beziggehouden – ik heb dat vroeger bij mijn opname meegemaakt, dokter – je zit dan tussen allerlei gekken, dat is niks voor mij hoor.'

U realiseert zich tijdens het gesprek dat het nog niet zo simpel is het resultaat van allerlei ideeën die u bij de consultatie hebt opgedaan ook in een behandelstrategie om te zetten. U had het een en ander eigenlijk eerst nog even goed op een rijtje moeten zetten en moeten anticiperen op de te verwachten weerstand bij meneer Vermes. De 'breinstorm' met de collega heeft u wel veel ideeën opgeleverd, maar waar wilde u ook alweer met deze patiënt naartoe?

U besluit de uitgebreidere diagnostiek maar even 'in het koelvak te zetten' en kiest voor medicatie en reactivering als 'doel' voor de eerste tijd. Het blijkt dat er een aantal geduldig motiverende gesprekken nodig is, met uitleg over waarom de middelen eerder niet hielpen en de mogelijke bijverschijnselen, om hem tot antidepressivagebruik te brengen. Ongeveer zes weken nadat u hem toch 'aan de pillen hebt gekregen', blijkt zijn toestand enigszins op te klaren. Tenminste, hij is wat meer tot actie bereid, neemt iets meer initiatief en reageert minder afwijzend op initiatieven van zijn vriendin. Wanneer de dagbehandeling opnieuw aan de orde komt en hem wordt voorgesteld er 'gewoon eens te gaan kijken' ('dat verplicht u tot niets'), blijkt hij er wel wat in te zien voor twee 'ochtendjes' in de week. Wanneer hij een rol krijgt toebedeeld in de organisatie en het functioneren van de afdeling, voelt hij zich er zelfs aardig op zijn plaats. Als u – zes afspraken en drie maanden later – terugkijkt, bent u verbaasd over de koerswijziging die zijn stemming en gedrag hebben laten zien. Het was voor u een extra investering, eigenlijk een verdubbeling van het normale aantal consulten, maar het lijkt vooralsnog de moeite waard.

Psychotherapeutische technieken	Chronisch depressieve patiënten hebben de neiging breed uit te weiden in algemene en vage bewoordingen met soms veel details over zaken die in een ver verleden gebeurd zijn. Het is raadzaam hieraan grenzen te stellen, omdat dergelijke verhalen een negatieve sfeer en

stemming instandhouden en versterken. De hulpverlener moet proberen het gesprek concreet en actueel te houden, bij het hier en nu. Een verhaal over een traumatische ervaring in het verre verleden dat geen eind krijgt, kan geactualiseerd worden met de vraag: 'hoe gaat u daar nú mee om' of 'hoe pakt u zo'n situatie nú aan' en 'hoe gaat u dat morgen doen?'

Verschillende psychotherapeutische 'scholen' beschrijven mogelijk effectieve benaderingen voor chronisch depressieve patiënten.
– Cognitieve gedragstherapie, waarbij – bijvoorbeeld met behulp van registratie in een dagboek – *positieve* ervaringen worden geregistreerd en binnen een situationele context worden geplaatst. De negatieve kijk van de patiënt op zichzelf en zijn situatie wordt hierbij systematisch gecorrigeerd.
– Bij de interpersoonlijke psychotherapie wordt de nadruk gelegd op het introduceren van rolveranderingen die de patiënt aanzetten tot een *actieve en assertieve* aanpak van zijn 'ziekte' en van de situatie waarin hij terechtgekomen is.
– De *cognitive behavioral-analysis system of psychotherapy* (CRASP) van McCullough werkt met meer directieve en trainingselementen en de nadruk op interpersoonlijke interacties met de omgeving en de therapeut. De patiënt wordt aangezet tot *concretiseren en heretiketteren* van deprimerende toestanden.
– In de *mindfulness-based cognitive therapy* wordt vooral de samenhang tussen cognities en emoties benadrukt. Vaak ervaren mensen emoties zonder erop te reflecteren, of ervaren zij de emoties niet omdat ze erg 'cerebraal' functioneren. Met meditatietechnieken en 'lichaamswerk' worden dergelijke blokkades aangepakt.

In de praktijk zal een psychotherapeut uiteraard niet schools vanuit één systeem werken. Men zal vaak partner en gezin in de behandeling (moeten) betrekken en zal de (intensiteit van de) behandeling – ambulant, dagbehandeling of opname – mede laten afhangen van de ernst van de depressie en de sociale ontregeling. Begeleiding door een sociaal-psychiatrisch verpleegkundige kan veel opleveren. Creatieve therapie, muziektherapie, psychomotore therapie en *running*-therapie kunnen daarnaast nodig en aanvullend zijn.

Om te beginnen helpt het vaak al om met de patiënt samen tot een goede probleemomschrijving te komen waarbij enige 'heretikettering' van elementen van de toestand wordt toegepast. Bijvoorbeeld: 'U lijdt aan somberheid ten gevolge van veel problemen in uw leven en die toestanden zijn niet meer te herstellen of goed te maken. Ge-

sprekken en medicijnen zouden mijns inziens – dan wel niet afdoende maar toch – kunnen helpen. Ik respecteer uw beslissing
daarvan af te zien en zie dat mij niets anders rest dan u bij te staan
om erger te voorkomen.'

Wat is uw rol in de begeleiding van meneer Vermes?

U kunt als huisarts een *steunend, structurerend contact* met aandacht
voor de somatische kant en de psychosociale kant bieden. U *stelt*
(met mate) *gerust, stimuleert, heretiketteert* (zaken die hij als hopeloos
afschildert, worden subtiel positief benoemd). Maar het gaat vooral
om het geduldig *aanhoren en luisteren*, zonder al te veel commentaar.
De *band met en het vertrouwen in de u als dokter is belangrijk. Doelen*
worden *niet al te ambitieus* gesteld.

Meneer Vermes is in die maanden geen probleemloze vrolijke Frans
geworden, hij blijft een kwetsbare, mentaal fragiele, vrij pessimisti-
sche man. Maar er is in de loop van ruim drie maanden een aanmer-
kelijke verbetering in zijn sociale en mentale functioneren ontstaan.

U 'besteedde' de afgelopen jaren (per jaar) ongeveer tien tot vijftien
consulten van tien tot vijftien minuten aan meneer Vermes. Bovenge-
schetste aanpak heeft u niet veel meer gekost en gaat u niet veel
meer tijd kosten, maar moet uw 'eindeloos pappen en nathouden'
met daarbij een hopeloos en machteloos gevoel veranderen in een
positievere en actievere opstelling met een gerichtere strategie.

Literatuur

Blom MBJ, J Spijker & R van Dijck (red.). Behandelingsstrategieën bij
chronische depressie en dysthymie. Cure & Care development. Bohn
Stafleu Van Loghum. Houten/Mechelen. 2003.
Bosch WJHM van den & Weel-Baumgarten EM van. Depressie: langer
durende episode niet zonder meer een verwijsindicatie. Ned Tijdschr
Geneesk 2003; 147: 2005-06.
Hoofdakker R van den & J Ormel. Chronische Depressies. Maandblad
Geestelijke Volksgezondheid. 1987. 401-414.
Joele Leen. Gebeden zonder eind – langdurige directieve therapie. In:
Kees van der Velden. Directieve Therapie 4. Bohn Stafleu Van Log-
hum. Houten. 1992.
Spijker J, R de Graaf, RV Bijl, ATF Beekman, J Ormel en WA Nolen.
Determinants of persistence of major depressive episodes in the ge-
neral population. Results from the Netherlands Mental Health Survey

and Incidence Study (NEMESIS). Br J Psychiatry 2002; 183: 208-13. Spijker J, Graaf R de, Bijl RV, Beekman AFT, Ormel J, Nolen WA. Psychiatrische morbiditeit onder volwassenen in Nederland: het NEMESIS-onderzoek. IV. Duur van depressieve episoden. Ned Tijdschr Geneeskd 2003 147(41): 2025-28.

Casus

'Mijn vriendin stuurt me omdat ze vond dat het niet goed met me ging. Maar ik heb me juist nog nooit zo goed gevoeld. Het is ongeremd genieten, je voelt je super, onaantastbaar, hebt een fantastisch en open contact met iedereen. Alles kan en ik kan alles. Terwijl ik anders nogal gesloten ben, spreek ik dan allerlei mensen aan en geef adviezen waar de mensen wat aan hebben. Ik ben ook voor niks en niemand bang. Ik hoef 's nachts niet te gaan slapen omdat ik zoveel power heb dat ik zin heb om de stad eens even bij nacht te zien. Fantastisch hoor, dan zie je pas hoe nachtelijk leven beter bruist. Met champagne, ja. En ik koop alles wat ik mooi vind. En dat wordt veel, want ik vind dan van allerlei schilderijen, juwelen, kleren en meubels mooi en koop ze direct, want uitstel ken ik niet. Mijn vriendin noemt dat ontremd, maar dat is onzin. Ik vind het wel ongeremd, want ik wil niet steeds leven met de handrem aan. Nee, eigenlijk heb ik er als ik zo hyper ben nooit problemen mee. Achteraf wel natuurlijk, want dan heb ik schulden. Mijn vriendin vindt dan de gouden ring met diamantjes van dui- zenden euro's maar niks en er ontstaat ook wel eens wat schade. En ik had een paar maanden terug drie auto's in de vaart.'

Een hypomaan verhaal

Met dit verhaal komt Margriet van Oorschot (43 jaar) bij u. Ze wil u het nou wel eens vertellen. Want ze denkt dat u eigenlijk te weinig van haar weet en alleen maar achteraf dingen te horen krijgt, wanneer ze weer eens opgenomen is geraakt. Soms gebeurt dat via de EHBO, als ze daar na een on- geluk terecht is gekomen. Soms via het politiebureau en de crisisdienst. U bent er eigenlijk nooit bij betrokken. Haar vriendin vindt dat het verstandig zou zijn als dat wel zou gebeuren. 'Je moet met je huisarts iets afspreken, want naar mij luister je toch niet,' heeft haar vriendin gezegd. Dus komt ze u nu eens het hele verhaal vertellen.

Tussen extreme overmoed en moe- deloosheid

'Het ontstaat altijd in een periode van stress en tegenslag. Vorig jaar door het getob over de dood van mijn vader. Eerder een keer na een ruzie met mijn vriendin of een frustrerend conflict op het werk. Ik raak dan in de put, trek me terug en lig eindeloos in bed. Nogal plotseling slaat dan mijn stem- ming radicaal om, dan ga ik ertegenaan en laat me niet kisten. Dan lukt plotseling een tijdje alles. Na een week of drie ben ik op en uitgeput en lig ik voor pampus met dikke benen en een kapotte kop, meestal met een forse kater. Na weer een week begin ik weer aan de gewone sleur en hoop dat het *een paar maanden wegblijft, want ik weet ook zeker dat het terugkomt. Mijn vriendin ziet het altijd al in een vrij vroeg stadium aankomen, maar dan wil ik het niet horen. Dan ontstaat er ruzie en vertrekt zij naar haar moeder in Den Haag, want ze wil het niet meer meemaken. Nu wil ze zelfs na de feestvreugde niet meer terugkomen, omdat ze me niet meer kan uitstaan. Ik kan me wel voor mijn kop schieten.'*

De diagnose bipolaire en manisch-depressieve stoornis

Een manische toestand is in zekere zin het spiegelbeeld van een depressie. Er is sprake van een extreem opgewekte stemming. De patiënt zegt blij en opgewekt te zijn, soms zelfs extatisch. Omstanders ervaren het echter als een onnatuurlijke toestand, een onechte en inadequate stemming die niet in overeenstemming is met de aanleiding en de situatie.

De patiënt is uitbundig, over-geïnteresseerd en over-enthousiast. Bovendien is de patiënt vaak in een geprikkelde, licht ontvlambare stemming met een vijandige, afwerende ondertoon. De patiënt tolereert geen temperende opmerkingen die de dadendrang proberen te stuiten. De zelfopvatting doet erg narcistisch aan. Had de patiënt eerder moeite met zichzelf, nu is hij verrukt over het eigen kunnen met kritiekloze zelfoverschatting. De manie onderscheidt zich van de hypomanie door de oordeels- en kritiekstoornis: de patiënt kan niet meer reëel over de eigen stemming en toestand oordelen. Er is sprake van een snelle gedachtegang met wispelturige associaties. De aandacht is moeilijk vast te houden, want de patiënt kan zich niet concentreren. De activiteitendrang en gedachtevlucht kunnen met magisch denken en waandenkbeelden gepaard gaan. De patiënt is overactief en gejaagd. De thermostaat staat voortdurend op het kookpunt. Slaapstoornissen, ongebreidelde seksuele behoefte en ongepaste seksuele voorstellen versterken de onrust die hij teweegbrengt. De patiënt is onvermoeibaar en speedy, maar partners, huisgenoten en familie raken uitgeput. Er ontstaat een ingewikkelde interactie tussen gevoel en gedrag van de patiënt en de reactie van de omgeving. De patiënt voelt zich energiek en lucide, maar de omgeving reageert afwijzend en die reactie maakt de patiënt argwanend en geagiteerd. Episodes met manische toestanden worden afgewisseld met (langere) periodes waarin de patiënt zwaar depressief is.

Samengevat bestaan de criteria voor een manisch toestandsbeeld uit een uitgelaten, uitbundige en geprikkelde stemming, een irreëel groot zelfgevoel, afgenomen slaapbehoefte, gedachtevlucht, verhoogde afleidbaarheid met logorroe (praatzucht en spraakwaterval), overmatige dadendrang en gejaagdheid. Formeel moet deze toestand

minstens een week bestaan. Wanneer een manie voor het eerst op-
treedt op latere leeftijd (boven de vijftig jaar), moet men in eerste
instantie denken aan een somatische oorzaak, schildklierpathologie,
medicatie-effecten, middelenmisbruik, encefalitis enzovoort.

Twee patronen

Men onderscheidt binnen de bipolaire stoornissen twee patronen. Er
is een klassiek patroon waarbij manische, hypomane, depressieve en
gemengde episodes elkaar kunnen afwisselen met symptoomloze periodes. Bij het tweede patroon worden depressieve episodes alleen
afgewisseld met (minder uitgesproken en dramatische) hypomane
periodes. Deze kunnen niet opgemerkt worden en het 'beeld' wordt
als een gewone depressie (met antidepressiva) behandeld. Maar het
effect van de behandeling is niet goed, of soms zelfs averechts omdat een manische toestand wordt uitgelokt.

De prevalentie van de bipolaire stoornissen volgens het eerstge-
noemde patroon wordt geschat op 0,5-1,5% en die volgens het
tweede patroon op ongeveer 0,5%.

De diagnose bipolaire of manisch-depressieve stoornis wordt vaak
erg laat gesteld. Dat wil zeggen dat patiënten vaak al ettelijke depressieve episodes meegemaakt hebben en al een aantal keren min
of meer ontremd zijn geraakt, voordat de diagnose onontkoombaar
wordt en adequate therapie wordt ingesteld. Bij minder uitgesproken
ontremming, wanneer de patiënt zelf zegt dat het 'gewoon heel
goed gaat' maar de omgeving wel verontrust raakt, kan het moeilijk
zijn de hypomanie te herkennen. Het begin kan heel subtiel zijn na
of in een periode van stress. De patiënt zelf voelt bij stress wel dat
de inwendige spanning oploopt, maar weet daar meestal niet mee
om te gaan.

MDS moet niet beschouwd worden als een slechts periodiek optredende ontregeling met afwisselend manische of depressieve episodes, waarbij de tussenliggende periode 'normaal' is. Er is eerder
sprake van een cyclisch beloop in golven met een lange aanloop en
verraderlijke onderstromen in symptoomloze periodes. De 'aanloop-
periode' kan met lichtere of minder ernstige depressies of hypomane
episodes verlopen, waarbij de toestand door de patiënt zelf en door
de omgeving niet als pathologisch geëtiketteerd wordt, terwijl deze
dat wel is.

**Margriet vertelt
verder**

*'Ik ben dan heel spiritueel en geestig. Mijn partner merkt het vooral omdat
ik heel dominant word en ga organiseren en beleren, met voorstellen kom
voor leuke vakanties en uitgaan, terwijl we daar helemaal geen tijd voor
hebben. Hulpverleners zijn nogal eens moeilijk van de ernst van de toestand*

*te overtuigen, omdat ik dan heel scherp ben en hen ervan weet te overtuigen
dat het met mij prima gaat en dat mijn vriendin onzin vertelt, dat we gewoon wat relatieproblemen hebben. Het is of er – na die periode met oplo-
pende inwendige spanning – een vulkaan openbarst, of misschien moet je het
toch meer met een abces vergelijken, als je het wat reëler wilt stellen. Maar
het is voor mij wel een bevrijdend gevoel.'*

Wat is uw taak-
opvatting bij
een bipolaire
stoornis?

U hebt de diagnose manisch-depressieve en bipolaire stoornis wel in
uw dossier met ontslagbrieven van psychiatrische afdelingen en in
uw probleemlijst staan, maar hebt daarmee eigenlijk verder nooit
iets gedaan. Patiënte loopt bij een psychiater en krijgt haar medicatie via deze collega. De diagnose schizo-affectieve stoornis is – vanwege psychotische verschijnselen – ook wel eens overwogen. Eigenlijk is het beloop met depressieve episodes die worden gevolgd door
heftige manische explosies en daarna een depressieve terugslag heel
typisch. Vroeger heeft ze langere tijd antidepressiva gebruikt, waarvan het effect niet helemaal duidelijk was en waarmee ze steeds snel
weer stopte als het – waarschijnlijk niet door maar ondanks het gebruik van die medicatie, in het patroon van het natuurlijk beloop –
wat beter ging. Ze heeft enige tijd haloperidol – na het stellen van
de diagnose schizo-affectieve stoornis – in een onderhoudsdosering
gebruikt. Ze neemt nu al weer langere tijd lithium, maar ze vergeet
dat nogal eens. Ze weet dat ze de bloedspiegel regelmatig moet laten bepalen, maar neemt daartoe niet zelf het initiatief. Ze heeft gedurende lange periodes uitgebreidere gesprekken met de psychiater
gehad, maar als het allemaal weer een beetje loopt en ze geen
klachten heeft, wordt het gesprekscontact afgebouwd en worden de
recepten doorgefaxt. 'Je bent op een gegeven moment gewoon uitgepraat en het receptje kan ik net zo goed via u krijgen, dus...' Controle op medicatiegebruik en bepaling van bloedspiegels – evenals controle van mogelijke bijwerkingen – blijven dan achterwege.

Het gevolg is dat ze geen 'vinger meer aan de pols heeft', dat er
geen professionele begeleiding meer gegeven wordt. Lichte, maar wel
dreigende ontregeling naar zowel de depressieve als de manische
kant wordt daardoor niet gesignaleerd. Ze heeft het zelf vaak wel
door, maar probeert het te negeren. Terwijl ze de opmerkingen van
haar vriendin als belerend en moraliserend ervaart en boos wegwuift.
Om eerder te kunnen bijsturen zou het nuttig zijn wel iets met de signalen te doen. Ontstemming uitlokkende stress zou eerder onderwerp
van gesprek moeten worden. Misschien moet ze dus toch regelmatig
een korte afspraak met de psychiater of met een sociaal-psychiatrisch
verpleegkundige hebben. Zijzelf oppert dat ze dat graag bij u op de

praktijk zou doen. Ze vindt dat makkelijker en minder stigmatiserend. Ze komt toch al met gewone dingen – met hooikoorts en migraine – en kan dan vertellen hoe het verder met haar gaat.

U vindt dat het contact niet van incidentele (somatische) klachten af moet hangen, want dan blijft het iets in de marge en mist u waarschijnlijk ook allerlei signalen. Als ze begeleiding van u wil, moeten daarvoor regelmatig aparte afspraken gemaakt worden, misschien gekoppeld aan het voorschrijven van medicatie, eens per maand.

Een chronische aandoening

Patiënten, maar ook naasten en zelfs artsen en andere hulpverleners, hebben er nogal eens moeite mee te onderkennen en aanvaarden dat een stoornis een chronisch karakter en beloop heeft en dat de prognose dan wel niet direct infaust, maar toch nogal somber is – dat 'het niet overgaat en ook niet over zal gaan'. Men zal er op een of andere manier mee moeten leren leven. Voor de arts is de diagnose een houvast, voor de patiënt toch vaak een permanente dreiging van onheil en rampen.

Chroniciteit in de psychiatrie verwijst naar de volgende elementen.
– In DSM-IV – het classificatiesysteem van de Amerikaanse vereniging van psychiaters – wordt van chronisch gesproken als de verschijnselen van een stoornis *langer dan zes maanden* blijven bestaan en bij *afwezigheid van herstel binnen twee jaar.*
– Er kan sprake zijn van een *progressief beloop* of van een gestadige *verslechtering van de toestand.* De toestand kan langdurig onveranderd (slecht) blijven of er kan sprake zijn van een 'resttoestand', zonder verbetering of herstel.
– Er is sprake van een *intermitterend beloop,* met periodes van verbetering, remissies, die afgewisseld worden door periodes met terugval, recidieven. Bij schizofrenie noemt men dat *shubs.* Over het algemeen spreekt men dan van chroniciteit na drie zich herhalende episodes.
– Stoornissen kunnen een zeer lange voorgeschiedenis hebben, een periode waarin de diagnose nog niet is gesteld, de aandoening nog niet als zodanig is herkend en kunnen levenslang blijven bestaan. De bipolaire stoornis wordt vaak pas na een aantal depressieve episodes, bij een eerste manische episode, als manisch-depressief herkend.
– Overigens kunnen sommige diagnoses volgens de DSM-IV ook pas gesteld worden na een minimale periode van het aanwezig zijn van de symptomen van zes maanden; bijvoorbeeld schizofrenie en Attention Deficit Hyperactive Disorder (ADHD). Eigenlijk betreft het dan 'per definitie' chronisch-psychiatrische toestandsbeelden.

– Psychiatrische chroniciteit gaat – met name bij oudere patiënten –
vaak gepaard met *chronische lichamelijke ziektes*. Er zijn aanwijzingen
voor een verhoogde frequentie van vasculaire aandoeningen, van
diabetes mellitus, schildklierdisfuncties en infectieziektes.

Het is van groot belang de chronische beloopvormen van psychiatrische aandoeningen te herkennen en therapeutisch aan te pakken.
Beter worden betekent lang niet altijd volledig of definitief herstel. In
de psychiatrie is – net als in de huisartsgeneeskunde – care minstens
zo belangrijk als cure.

Begeleidingsplan

*Het volgende wordt afgesproken met mevrouw Van Oorschot: iedere maand
een afspraak van twintig minuten. U neemt zich voor bij die gelegenheid de
volgende vragen te stellen: 'Hoe gaat het, wat doet u, hoe laat gaat u naar
bed, slaapt u goed, waaraan denkt u, hoeveel drinkt u, hoeveel rookt u?' Directe en concrete vragen over de dagelijkse gang van zaken dus. U neemt
geen genoegen met vage, algemene en nogal eens ontwijkende antwoorden,
maar wilt een zakelijk en concreet antwoord. U wilt ook met de partner afspreken: of deze meekomt, of een apart contact heeft – overigens niet buiten
medeweten van patiënte zelf. Patiënte zelf moet volledig op de hoogte zijn
van de informatie die over haar gegeven wordt. Met haar partner zouden
met name afspraken gemaakt kunnen worden over het signaleren van hypomane verschijnselen en signalen van dreigende ontremming. Vaak gaat het
om verschijnselen als: laat naar bed gaan, te veel hooi op de vork nemen,
zich overal mee bemoeien, verhoogde gevoeligheid voor gebeurtenissen in de
omgeving of 'in de wereld'. Patiënte schrijft graag ingezonden stukken, organiseert een demonstratie tegen het rooien van de iepen in het plantsoen en
wil een vrouwenplatform in haar instelling opzetten. Initiatieven en acties die
op zich te prijzen en nobel zijn, maar bij haar een teken kunnen zijn dat het
misloopt.*

Een crisiskaart
of noodplan

In een noodplan of met een crisiskaart wordt vastgelegd wat er gedaan moet worden als het dreigt mis te lopen. Het is van belang dat
'dreigend mislopen' goed vast te stellen en daarbij, wijs geworden
uit eerdere episodes, zo concreet mogelijk signalen te benoemen.
Wanneer Margriet op meer dan één terrein tegelijkertijd acties on-
derneemt bijvoorbeeld. Duidelijk moet zijn wie gemachtigd is tot het
nemen van stappen en mag ingrijpen. Ook wordt vastgelegd waaruit
dat ingrijpen bestaat: de huisarts confronteert haar met de ongerustheid en schrijft medicatie voor of schakelt de psychiater in.
    Dit crisisplan wordt door ieder van de betrokkenen ondertekend.
In dit geval bijvoorbeeld door de patiënt, haar vriendin, de psychiater

en de huisarts. De eigen verantwoordelijkheid en autonomie van de patiënt moet recht gedaan worden, terwijl in crisissituaties men niet machteloos toe gaat kijken hoe iemand teloorgaat.

Arbeids(on)ge-
schiktheid

Bij mevrouw Van Oorschot is de aanleiding tot ontregeling in de afgelopen jaren vooral stress op het werk geweest. Ze neemt gemakkelijk allerlei taken op zich die ze eigenlijk niet aankan. Er ontstaan conflicten, ze raakt overbelast en dan loopt het mis. Het is essentieel dat 'men' op haar werk weet wat er gebeurt en waarin men haar moet steunen of ontzien.

Is de werkgever op de hoogte van de diagnose en betrokken bij het signaleren van ontremming of depressie? Het is belangrijk dat niet alleen Margriet van Oorschot zelf het patroon dat haar steeds naar de rand van de afgrond voert kent, maar dat ze dat ook in haar werk- en leefsituatie weet te hanteren. Het blijkt vaak erg moeilijk na een turbulente episode opnieuw aan het werk te komen. Na eerdere episodes is Margriet nogal eens van baan en werkplek veranderd, omdat er veel onherstelbare schade in de verhoudingen was aangericht. Ze was niet meer welkom bij haar collega's en ondergeschikten. Men kan haar wispelturige en 'onvoorspelbare' gedrag niet accepteren, vindt haar chagrijnig en nogal snel ontremd en opvliegend. Van collega's kan men niet altijd verwachten dat ze psychiatrische symptomatologie op waarde weten te schatten en er steeds weer begrip voor hebben. Men zal het gedrag van een psychiatrische patiënt simpelweg als ongepast en 'onmogelijk' benoemen en niet accepteren. Een suikerpatiënt kan op begrip rekenen voor eventueel ongemak of een plek vragen waar hij insuline kan toedienen. Een zogende moeder heeft recht op een plek om haar kind de borst te geven, ook al vindt de werkgever dat misschien niet prettig. Psychiatrische patiënten kunnen niet vanzelfsprekend op coulantie rekenen van de werkgever, ondergeschikten of collega's. Het blijft uiteraard een dilemma tussen gewenste en te respecteren privacy en rationeel omgaan met draagkracht en draaglast. Uiteraard wil Margriet op haar werk niet als 'kneus' bekendstaan en kan een etiket haar hinderen in haar loopbaan. Maar een vertrouwenspersoon – haar directe chef of iemand van de directie – zou misschien wel in vertrouwen genomen kunnen worden. Dit blijft wikken en wegen tussen haar belang en haar privacy. U zult als huisarts dit probleem wel met de patiënt bespreken, maar zult waarschijnlijk de uitvoering overlaten aan de bedrijfsarts of het bedrijfsmaatschappelijk werk.

Onderhouds-
medicatie

De medicatie bestaat bij de bipolaire stoornis – zowel in de acute, manische fase als voor onderhoud ter preventie van recidieven – uit één van de stemmingsstabilisatoren: valproaat, carbamazepine of lithium. De aanbevolen dagdosering van valproaat is 300 mg, die van carbamazepine 400-800 mg en van lithium 400-600 mg.

In een acuut stadium kan er aanvullende medicatie worden toegepast: bij ernstige slaapproblemen benzodiazepinen en bij psychotische verschijnselen neuroleptica. De antipsychotica moeten worden gegeven totdat psychotische verschijnselen echt verbleekt zijn.

De lithiumdosering heeft een vrij smalle therapeutische breedte en moet daarom op geleide van bloedspiegels gegeven worden. In het begin moet die bepaling iedere week uitgevoerd worden, naderhand eens per maand (bepaling twaalf uur na de laatste inname van de medicatie). De gewenste bloedspiegel is 0,6-0,8 mmol/l. De kans op recidieven is bij een te lage bloedspiegel verdrievoudigd. Overigens is de individuele gevoeligheid voor de werking en bijwerkingen van lithium nogal verschillend. Boven een spiegel van 1,2 mmol/l treden evident meer bijwerkingen op. Het effect op een acute manie treedt pas na vijf tot zeven dagen op! Bij lithiumtherapie moeten de nierfunctie en de schildklierfunctie regelmatig gecontroleerd worden. Bijwerkingen van lithium – ook in therapeutische doseringen! – zijn: droge mond, dorst, gewichtstoename, verhoogde urineproductie, een snelle tremor, moeheid en spierzwakte. Ook kan verergering van acne en psoriasis optreden. Er kan een struma met hypothyreoïdie ontstaan.

In het vervolg

U ziet en spreekt Margriet van Oorschot dus iedere maand, schrijft haar een vervolgrecept voor lithium voor. Er zijn een begeleidingsplan en een crisisplan opgesteld. U hebt overleg gehad met haar gewezen psychiater en hebt een uitgebreid gesprek met patiënte en haar vriendin gehad. U hebt de bedrijfsarts gebeld en hoopt dat deze de begeleiding in de werksituatie op zich zal nemen. U stuurt haar regelmatig naar het laboratorium om haar lithiumspiegel te laten bepalen en laat ieder half jaar de TSH-spiegel en de creatininespiegel bepalen. Als het goed gaat, is dit een voor de patiënt en u heel bevredigende gang van zaken. Het blijft wel belangrijk de psychiater op de achtergrond te houden als consulent en mevrouw Van Oorschot moet bereid zijn en blijven deze specialist regelmatig te zien, wanneer u dat nodig vindt.

Literatuur

Honig A & HM van Praag. Manie: kliniek, oorzaak en behandeling.
Ned Tijdschr Geneesk 1994; 138: 894-898.
Kragten Joke. Leven met een Manisch-Depressieve Stoornis. Bohn
Stafleu Van Loghum. Houten. 2000.
Nolen WA (red). Behandelingsstrategieën bij de manisch-depressieve
stoornis. Bohn Stafleu Van Loghum. Houten. 1996.
Polikar I & W Vollebergh. De bipolaire stoornis, een slecht herkend
probleem. Trimbos-instituut. Utrecht. 2000.

'U moet er eens wat aan doen dokter!'

Casus

Mevrouw Maas heeft haar eigen klachten omstandig naar voren gebracht en u hebt deze met zorg afgehandeld. Ze staat al op van haar stoel, wanneer ze met een diepe zucht begint: 'Nog even heel iets anders dokter. Ik wil het eens met u hebben over mijn zoon Ger. Dat gaat zo echt niet langer hoor. Daar moet wat mee gebeuren. Ik kan het zo niet langer aan. Hij slaapt al wekenlang bij mij in de berging en komt bij mij binnen om wat te eten als het hem uitkomt. Het gaat mij aan het hart moet u weten, maar mijn vriend pikt het niet, want je hoeft maar een opmerking te maken over dat hij zich niet wast en de hel breekt los. Dan wordt hij vreselijk agressief en schreeuwt dat hij ons gaat vermoorden, dat hij helse vuren op ons los gaat laten.'

U had gedacht dat het consult afgelopen was en nu komt – als deurknop-fenomeen – nog dit verhaal. U vraagt zich af of u er wel op in wilt gaan, want u bent al uitgelopen met het spreekuur. Aan de andere kant merkt u de hoge nood van mevrouw Maas natuurlijk wel op. Dus u wilt het kort 'opnemen' en afhandelen. U kunt zich de persoon van Ger eigenlijk niet direct voor de geest halen, dus vraagt u mevrouw nog even te vertellen wat nu precies het probleem is met Ger.

'Dokter,' zegt ze, terwijl ze weer gaat zitten, 'ik wil graag dat u zich nu eens serieus met hem bemoeit, want hij verwaarloost zichzelf al jaren. Hij laat zich inderdaad bij u nooit zien, hij moet niks van dokters hebben, daar is hij bang voor.'

'Mevrouw Maas, wat wilt u dat ik doe?' is uw vraag. 'Ik wil best kijken of ik iets voor u kan doen, maar het moet wel duidelijk zijn wat ik zou kunnen doen en of Ger mee wil werken.'

'Nou dokter, Ger zal zeker niet meewerken, die wil niks, maar er moet wel wat. Hij heeft niet eens een uitkering. Hij wordt regelmatig opgepakt, maar ze laten hem al snel weer gaan als ze merken hoe gestoord hij is. Dan worden ze, ook op het politiebureau, bang en zetten hem weer snel op straat. De politie wil natuurlijk ook niet al dat gedoe op het bureau. Hij is vijf jaar geleden uit zijn woning gezet en bij mij ingetrokken, maar dat ging niet. Nu zwerft hij rond, slaapt vaak in treinen op het rangeerterrein. Hij beschuldigt mij van schelden in zijn hoofd en maakt me voor van alles uit. Als mijn vriend zich ermee gaat bemoeien, zijn de rapen helemaal gaar, dan wordt het vechten. We zien hem dan in weken niet, tot ik hem weer in de berging aantref op een stapel oude matrassen. Ik haal hem dan naar binnen en het liedje begint opnieuw. Mijn vriend is nu weggelopen.'

Een bezorgde en overbelaste moeder zit aan uw bureau. U spreekt uw meegevoel over zoveel sores uit, maar vraagt dan weer wat u voor haar kunt betekenen. Daarin klinkt mogelijk de twijfel over uw inzet door. Ze wil u tot actie aanzetten, want Ger 'is tenslotte ook uw patiënt'. U zou hem toch op zijn minst eens kunnen aanspreken op zijn gedrag en de overlast die hij haar bezorgt?

Wat spreekt u
met haar af?

Het is lastig, zo niet irritant, wanneer anderen dan de patiënt zelf – familie, vrienden of buren – iets komen vertellen over een patiënt en vinden dat u als dokter in actie moet komen. Het gesprek met de moeder van Ger kwam u niet gelegen, maar ook de dwingende toon en opdracht die ze u meegeeft, brengen u in een ongemakkelijke positie. U hebt bovendien geheimhoudingsplicht, ook omtrent deze gestoorde volwassen zoon. U wordt door de moeder impliciet gewezen op uw tekortschieten in de zorg voor deze patiënt. U had toch zelf ook al moeten constateren dat het niet goed met hem ging? Daardoor raak je als arts meestal gepikeerd. Het is niet prettig als dokter het gevoel te krijgen gebruikt te worden als loopjongen: 'Dokter, de Riagg doet niks, tenminste ik krijg het niet voor elkaar. Als u nu eens belt, misschien krijgt u het wél voor elkaar. Belt u nu eens om een opname te regelen.'
U spreekt met haar af dat u zult nagaan waar Ger eigenlijk onder behandeling zou moeten zijn en dat u gaat nadenken over een geschikte aanpak.

Welke gegevens
hebt u?

U haalt na afloop van het spreekuur het dossier van Ger erbij en dan blijkt dat u hem inderdaad al jaren nauwelijks ziet. Hij komt alleen heel incidenteel voor klein ongemak. Vorig jaar kwam hij op uw inloopspreekuur met een ingegroeide nagel van de grote teen en 'spint tussen de tenen'. U gaf een zalfje voor de mycose en sprak met hem af dat hij met de ontstoken nagelrand terug zou komen om deze weg te laten snijden. Maar hij kwam daarna niet meer. U hebt toen wel terzijde genoteerd dat hij erg afwerend was, 'bijna agressief in het contact', en u herinnert zich ook zijn verwaarloosde en vervuilde toestand, maar hebt daar toen niets mee gedaan. Hij wilde alleen iets voor zijn voeten en verder 'geen gezeik' toen u vroeg hoe het verder met hem ging.

Een psychiatrisch
dossier

Van Ger hebt u bovendien een uitgebreid psychiatrisch dossier. Hij is nu 37 en al negentien jaar geleden als lijdende aan schizofrenie gediagnosticeerd. Toentertijd is hij vrij lang psychiatrisch opgenomen geweest met een acute psychose, een geagiteerde en ontremde toestand. Hij was bezig met twee studies, zowel psychologie als natuurkunde, hij wilde zich specialiseren in kunst-

matige intelligentie. Hij was erg actief in het studentenleven, lid van een dis-
puut en een roeivereniging. Zijn moeder vertelde toen dat het erg goed met
hem ging. Ze had zich in zijn middelbare-schooltijd altijd zorgen gemaakt
over zijn extreme verlegenheid en teruggetrokkenheid, maar nu kwam hij 'helemaal los'.

Toen hij zakte voor een tentamen psychologie en slepende ruzie kreeg met
een dispuutgenoot, ontregelde hij. Hij kreeg het gevoel dat men tegen hem sa-
menspande, omdat hij op het punt stond grote ontdekkingen te doen. Ook
dacht hij dat de BVD hem op de hielen zat. Hij ontwikkelde een 'masterplan
voor de integratie van kunst en wetenschap', maar dat werd niet als werk-
stuk voor zijn studie geaccepteerd. Bij de opname is medicamenteuze therapie
ingesteld. Toen de acute symptomen – de paranoïde en betrekkingswanen die
toentertijd op de voorgrond stonden – waren verdwenen, werd al snel de medicatie gestaakt. Het ging maatschappelijk redelijk met hem. Hij brak wel
zijn studie psychologie af, maar zette natuurkunde door. Met de nazorg bij
de poli psychiatrie stopte hij na een jaar. Hij werd drie jaar later korte tijd
opgenomen in het crisiscentrum toen een vriendin hem in de steek liet. Hij
staakte nu zijn studie en ging in een boekhandel werken. Dat was wel wat
beneden zijn niveau, vonden zijn ouders. Ze vonden het zonde van zijn talen-
ten, maar hij wilde niet meer, hij was tevreden. Na die opname werd afgesproken dat hij antipsychotica per depotinjectie zou krijgen van een sociaal-
psychiatrisch verpleegkundige. Een derde opname volgde nadat hij beschul-
digd werd van diefstal van boeken van zijn werkgever. Hij was hevig ont-
stemd en paranoïde ideeën staken in volle hevigheid de kop op.

Na de opname bleef hij zeer achterdochtig en leefde teruggetrokken, bleef
een echte eenling, woonde alleen, had weinig vrienden en ook nauwelijks
contact met zijn familie. Hij onttrok zich steeds meer aan de ambulante
zorg, vergat de antipsychoticadepots te halen en was niet thuis als de sociaal-psychiatrisch verpleegkundige langskwam. Zijn moeder sprak u er regelmatig over aan: 'Het blijft een merkwaardige jongen hoor dokter, hij houdt
er erg wonderlijke ideeën op na, rookt te veel joints en luistert naar krankzin-
nige muziek. Maar goed, het blijft je kind.' 'Weet u wat ik nou nooit snap,
dokter, dat zo'n intelligente jongen – hij had op zijn zeventiende het gymna-
sium – zo zijn leven kan vergooien, hij had wel professor kunnen worden,
maar het werd niks, misschien snapt u het, maar ik niet.'

Het ging pas weer echt mis na de scheiding van zijn ouders. Hij had
voortdurend ruzie met zijn vader, die hem een 'watje' vond. Hij kwam niet
meer thuis en ging zwerven. Hij haakte af bij het contact met de sociaal-psychiatrisch verpleegkundige van de Riagg die hem driewekelijks zijn depotinjectie gaf. 'Niemand keek meer naar hem om,' stelt zijn moeder verwijtend.

Tactische
alternatieven

De vraag is wat u als huisarts nu *kunt, wilt* of *moet* ondernemen. Is het eigenlijk niet de taak van de geestelijke gezondheidszorg 'dit probleem' aan te pakken en zou u moeder niet simpelweg terug kunnen verwijzen naar de Riagg om hen op hun plicht te laten wijzen? Of mag zij meer van u verwachten en vat u uw taak anders op?

U kunt Ger actief benaderen, hem opzoeken of u kunt hem een briefje sturen en uitnodigen voor het spreekuur. U kunt ook afwachten tot hij weer eens op het spreekuur komt met een van zijn kleine kwaaltjes en dan actief het gesprek op zijn functioneren brengen.

We kunnen deze opties eens doorlopen.

1 Een *briefje* zal waarschijnlijk niet aankomen, want hij heeft geen woonadres. Wanneer u het via zijn moeder speelt en moeder het hem geeft, zal hij het wegdoen en wanneer moeder het hem meedeelt en zegt dat hij 'bij de dokter moet komen', zal hij waarschijnlijk afwerend en boos reageren. De vraag is ook of moeder zich met die boodschap op pad zal laten sturen. Het contact leggen met Ger is op zich dus al een probleem, een tactische kwestie die met moeder besproken moet worden.
    Misschien dat *een afspraak* bij moeder thuis haalbaar is. U kunt 'zogenaamd' voor moeder komen en dan Ger 'toevallig' daar treffen. U speelt dan een 'Columbo-achtige *inspector*' die quasi-onnozel het een en ander te berde brengt. Uiteraard zult u dan rekening moeten houden met een afwerende en boze reactie van Ger. Het is nuttig om de reactie op zijn ontwijkende gedrag van tevoren met moeder door te nemen.
2 U kunt op een *toevallig bezoek van het spreekuur* wachten. Maar het kan gebeuren – en het is zelfs waarschijnlijk – dat hij dan op het inloopspreekuur komt, wanneer u weinig tijd hebt en u er ook zelf door verrast wordt. U zou hem dan kunnen confronteren met moeders of uw eigen bezorgdheid over zijn toestand in algemene open vragen: 'Zeg, hoe gaat het nu, afgezien van die vervelende infectie aan je grote teen, met je?' U bent dan net als eerdere keren waarschijnlijk snel uitgepraat, want hij voelt helemaal niets voor uw toenadering en nieuwsgierigheid en zal op zo'n open vraag niet met ontboezemingen reageren.
    In ieder geval zult u dus expliciet en gericht uw bezorgdheid en zorg kenbaar moeten maken, zonder direct al zijn stekels te activeren. Het is dus een kwestie van verbaal tactisch manoeuvreren.
3 U kunt *opnieuw de Riagg bellen* en nagaan of de betreffende sociaal-psychiatrisch verpleegkundige hem nog in de *case-load* heeft, of er nog een casemanager of zorgcoördinator van hem is, of het 'dossier nog open' is en de betreffende functionaris (aan)spreken.

Of – als dat allemaal niet het geval is – een psychiater in consult vragen.

4 U kunt dan misschien *samen met een Riagg-medewerker een strategie uit-zetten*: bijvoorbeeld een volgend gesprek samen met moeder, de vriend van moeder, de Riagg-medewerker en u, ten huize van moeder, waarbij Ger uitgenodigd wordt.

Uiteraard kunt u ook eerst al deze alternatieve plannen van aanpak in een gesprek met moeder doornemen. Eigenlijk is dat wel het meest voor de hand liggende. Zij kwam bij u met haar zorg en pre-senteerde het probleem. U moet haar dan ook als uitgangspunt ne-men van uw 'interventies'. Misschien blijft zij hameren op een snelle en doortastende actie. Maar het kan ook zo zijn dat zij zich al erg gesteund voelt als ze merkt dat u meedenkt en uw betrokkenheid toont door met haar samen 'alles op een rijtje' te zetten en haar ac-tieve aandacht geeft.

Hoe benoemt u het probleem van en met Ger?

Ger is in de loop der jaren een 'zorgwekkende zorgmijder' geworden. Het is duidelijk dat hij nog steeds psychisch ziek is, niet goed func-tioneert, zo niet geheel maatschappelijk derailleert. De zorg van moeder is geheel terecht en al is er dan niet een bepaald iemand di-rect de schuld van of aansprakelijk voor nagelaten zorg, toch is het evident dat het met een actievere inzet, meer 'vinger aan de pols', misschien niet zo ver had hoeven komen. Er is nooit een blijvend zorgkader voor hem gecreëerd dat onafhankelijk van zijn eigen 'be-hoefte' in stand werd gehouden.

Toch het toeval van een spreek-uurcontact?

Wanneer Ger drie weken later – 'toevallig' – op het spreekuur komt, vraagt u 'terloops', nadat hij weer een paar simpele klachten naar voren heeft gebracht en u daarop bent ingegaan: 'Zo Ger, en hoe gaat het verder met je?' De vriendelijke vraag blijkt (ook nu weer) bij Ger in geheel verkeerde aarde te vallen. Hij reageert kortaf met 'best' en verlaat de spreekkamer.

Het is in dergelijke contacten van belang rekening te houden met (te verwach-ten) afweer en achterdocht en die niet te versterken door al te indringende vragen over zijn gemoedstoestand te stellen. Het is dus verstandig concreet in 'ik-vorm' te benoemen wat u zorgen baart op gebieden als huisvesting, slaap-plaats, eten en uitkering: 'Waar heb je vannacht geslapen en waar slaap je vanavond?' 'Wat doe je vandaag?' 'Heb je geld voor eten?' De suggestie is niet dat u als huisarts dan ook zelf direct met dat soort zaken aan de slag moet, maar u kunt wel constateren dat daar problemen liggen.

Reprise – een
herkansing

Laten we aannemen dat u een herkansing krijgt en vrij direct, concreet en zakelijk aan Ger voorlegt waarover u zich zorgen maakt. U
laat hem ruimte voor ontkenning en protest, maar persisteert in uw
constatering dat zijn algehele conditie slecht is, dat hij geen inkomen
en huisvesting heeft en dat u vindt dat hij daarbij geholpen moet worden. U vraagt hem wie hij nog kent uit eerdere periodes, toen hij nog
wel 'in zorg' was. Heeft hij iemand die hij vertrouwt en met wie hij
wel weer contact zou willen hebben? U wilt hem niet provoceren tot
afweer en verzet, maar u laat zich ook niet zomaar opzij zetten. U probeert uit te vinden waarbij hij wel graag geholpen zou willen worden
en zo een 'lijntje' te leggen en vertrouwen te winnen. U biedt als het
ware uw diensten aan en sondeert wat zijn behoeften zijn. U hoeft
niet gedienstig op al zijn wensen in te gaan – als u dat al zou kunnen
– maar legt wel contact voor (het herstel van) een vertrouwensband. U
wilt hem weer 'op de rails' en op 'een beter spoor' krijgen.

Met die beeldspraak is overigens ook een valkuil aangeduid. Ger
zal deze waarschijnlijk letterlijk nemen en niet begrijpen dat u de
beeldspraak overdrachtelijk bedoelt. U moet dus benoemen wat u er
concreet mee bedoelt: geld om eten en kleren te kopen, een slaap-
plaats en bezigheden overdag ('iets om handen hebben' wordt al
snel weer een beeldende abstractie). U moet er ook rekening mee
houden dat u niet te veel tegelijkertijd overhoop haalt en zijn beperkte opnamevermogen voor informatie daarmee overbelast. Bovendien moet u – ook fysiek – afstand houden.

U zegt tegen Ger dat het u aan het hart gaat te zien hoe belabberd hij eraantoe is en dat u samen met hem wat wilt ondernemen
om verbetering in zijn situatie te brengen. U maakt een afspraak
met hem voor over een week, vraagt waar hij gaat slapen, waar hij
eet en of hij bereikbaar is. U loopt niet te hard van stapel, maar
houdt het ook niet te vrijblijvend.

Iets over de
diagnostiek van
schizofrenie

De eerste verschijnselen van schizofrenie bestaan uit één of meer
van de volgende symptomen: wanen (eenzame overtuigingen), hallucinaties (eenzame waarnemingen, vooral stemmen), gedesorgani-
seerde spraak (van de 'hak op de tak' praten) en gedesorganiseerd
(absurde en onsamenhangende acties) of katatoon gedrag (bizarre
bewegingen of houdingen). Deze verschijnselen worden 'positieve
symptomen' genoemd: verschijnselen die er normaal – bij psychisch
gezonde mensen – niet zijn. Deze verschijnselen treden doorgaans al
in de adolescentie op. Meestal constateert men achteraf dat er al
langer van merkwaardig gedrag en wonderlijke ideeën sprake was,
van een langere prodromale fase.

Op den duur – in een chronisch stadium – overheersen de zogeheten 'negatieve symptomen'. Er ontbreken dan belevingen en gedragingen die bij normale mensen juist wél aanwezig zijn. De patiënt lijdt aan apathie, initiatiefverlies, het zich terugtrekken uit de omgang met anderen, affectieve vervlakking en spraakarmoede. Een patiënt met deze symptomen kan een uitgesproken geremd-depressieve indruk maken.

Diagnostisch is het soms een probleem dat ook antipsychotische medicatie dergelijke verschijnselen – zoals akinesie – kan oproepen. Bij de chronische patiënt staan dus niet zozeer de positieve symptomen (wanen, hallucinaties en incoherentie) op de voorgrond, maar bepalen de negatieve symptomen het beeld (het terugtrekgedrag, de vermijding van sociale contacten, de emotionele vervlakking, de apathie, het initiatiefverlies en de achteruitgang in cognitief functioneren).

Bij behandeling in een acuut stadium – met opname en medicatie – verdwijnen nogal eens de meest manifeste psychotische symptomen, maar altijd blijven er flink wat beperkingen in het psychische en sociale functioneren. De psychotische symptomen verlopen nogal eens in episodes, de sociale en psychische beperkingen zijn permanenter. De oudere patiënt met schizofrenie 'presenteert zich' dan ook vaak als geremd depressief. Veel schizofrene patiënten ontwikkelen bij dit ziektebeeld verslaving aan alcohol, hasj, heroïne en eventueel andere drugs. Mogelijk zet de patiënt zelf dergelijk druggebruik in – al is het dan volstrekt inadequaat – als poging tot zelfmedicatie tegen angst, depressie en affectvervlakking. Alcoholgebruik en overmatig gebruik van koffie, tabak en weed of hasj met daarbij ernstige zelfverwaarlozing en het negeren van lichamelijke klachten leiden op den duur tot aftakeling. De psychosociale problematiek en de verslaving kunnen na verloop van tijd een meer op de voorgrond tredend probleem worden dan het psychiatrische ziektebeeld in engere zin. Er is sprake van een 'dubbeldiagnose' en meervoudige problematiek die een veel omvangrijkere inzet vergt dan het (medicamenteus) behandelen van de psychiatrische symptomen.

De diagnose schizofrenie kan overigens formeel niet alleen op grond van een recentelijk ontstaan psychotisch beeld met wanen en hallucinaties gesteld worden, maar pas een half jaar na het optreden van de eerste verschijnselen. Uit recent onderzoek wordt steeds duidelijker dat er al eerder sprake is van stoornissen in het neurocognitief functioneren van patiënten. Schizofrenie is waarschijnlijk een progressief verlopende neurobiologische ontwikkelingsstoornis, een hersenziekte met een complexe genetische basis. Risicofactoren voor

het ontstaan zijn onder andere rhesusantagonisme, ondervoeding in
het eerste en het oplopen van een influenzavirusinfectie in het
tweede trimester van de zwangerschap. Er bestaat een familiaire invloed: 5% van de ouders, 8% van de broers en zusters en 12% van
de kinderen van patiënten hebben of krijgen de ziekte ook. Bij mo-
nozygote tweelingen is de concordantie 48%, bij dizygote tweelingen
17%. Er is dus sprake van genetisch bepaalde kwetsbaarheid.

Het onderliggende neurofysiologisch mechanisme zou een verstoorde verbinding tussen neuronen kunnen zijn waarbij neurocogni-
tieve functiestoornissen optreden en daarmee samenhangende functionele beperkingen en invaliditeit. De cognitieve stoornissen liggen
op het gebied van aandacht, waakzaamheid, waarneming, geheugen
en probleemoplossend vermogen. Met name is ook de sociale en
emotionele cognitie gestoord. Patiënten begrijpen voor iedereen vanzelfsprekende (impliciete) emotionele boodschappen en signalen niet
en schieten daarmee in sociale interacties voortdurend tekort.

De kans op agressie is bij schizofrene patiënten – met name wanneer er sprake is van paranoïdie – vier keer zo groot als bij gezonde
mensen, maar ook de kans op het slachtoffer worden van agressie is
fors hoger. Er is een hoog suïciderisico van 15%.

De prevalentie van schizofrenie wordt geschat op 0,7-1%. Per (norm-)
praktijk betekent dit een aantal van ongeveer vijftien tot twintig patiënten. Maar dit aantal kan in bepaalde populaties en wijken van
grote steden oplopen tot meer dan dertig.

Schizofrenie is een aandoening die zich bij verschillende patiënten
op zeer verschillende wijze manifesteert. Driekwart van de patiënten
disfunctioneert chronisch. Het grote probleem bij schizofrene – recidiverend psychotische – patiënten is dat slechts de helft van de patiënten het zorgkader heeft dat nodig is. Patiënten onttrekken zich
aan zorg en diverse hulpverleners, instellingen en instanties merken
dat niet op of ondernemen geen of onvoldoende actie. Na een opname worden de nazorg en verantwoordelijkheid voor verdere behandeling formeel, als slotzin van een ontslagbrief, aan een ambulant
werkende instantie of hulpverlener overgedragen. Een hulpverlenings-
relatie komt echter vaak niet tot stand of houdt geen stand.

Uw rol in de begeleiding

Er zijn wel enige suggesties te geven voor de rol van de huisarts in
de begeleiding van chronisch psychotische patiënten. In de eerste
plaats gaat het om het signaleren van dreigende ontregeling met ge-
bruikmaking van de vertrouwensrelatie die men als gezinsarts heeft.
Het contact van de huisarts met patiënten strekt zich meestal over

een langere periode uit en omvat een breder gebied dan alleen het strikt medische of psychiatrische. Het gaat om het herkennen van signalen van decompensatie, het actief interveniëren met een sturend karakter, het anticiperen op mogelijke ontregeling en terugval, met afspraken over wat er dan moet of mag gebeuren. De huisarts kan letten op de stabiliteit in de leefsituatie, een actief 'terugbestelbeleid' voor het afsprakenspreekuur voeren en toezicht houden op de farmacotherapie. De huisarts heeft een duidelijke taak bij het signaleren van aanwezigheid van zorgbehoeftes en afwezigheid van geëigende hulp, met een anticiperende opstelling. Het primaat van behandeling en zorg hoort echter bij de geestelijke gezondheidszorg te blijven liggen.

Casemanagers zijn hulpverleners die intensieve en integrale hulp bieden aan cliënten met complexe hulpbehoeften vanwege ernstige psychiatrische problemen. Ze regelen en coördineren diverse zorg- en dienstverlening, meestal vanuit speciale teams van een instelling voor geestelijke gezondheidszorg. Zorgcoördinatoren hebben inhoudelijk een beperktere opdracht. Ze worden geacht niet als behandelaar op te treden, maar in de gaten te houden wie wat doet en te signaleren wanneer verschillende hulpverleners veel van hetzelfde doen en bepaalde behoeftes en hulpvragen laten liggen. Huisartsen moeten een plaats hebben in 'het plaatje' van deze hulpverleners. Ze kunnen ook aandringen op het inzetten van sociaal-psychiatrisch verpleegkundigen met een dergelijke taak. Het is voor een huisarts ondoenlijk om dergelijke taken zelf op zich te nemen. Met een aantal van een tiental van dergelijke patiënten zou de huisarts een dagtaak erbij hebben.

Hoe verder met Ger? *U hebt slechts een beperkte specifieke deskundigheid; in ieder geval wordt de aanpak van het probleem schizofrenie voor u niet snel routine. In dergelijke gevallen is het handig een ter zake deskundige te consulteren. Dit is vooral van belang wanneer u niet direct mogelijkheden voor verwijzing ziet, niet weet of verwijzing wel nodig is, of wanneer de patiënt in het geheel niet verwezen wil worden. We gaven in hoofdstuk 2 al een aantal tips voor het vruchtbaar consulteren van een deskundige in de geestelijke gezondheidszorg.*

U hebt met Ger afgesproken dat hij over een week terug zal komen en dat u hem zult helpen met de dingen waarbij hij geholpen wil worden. U hebt bij uzelf bedacht dat u er dan ook achter wilt komen of er niet (toch nog) sprake is van denkstoornissen, paranoïde wanen en andere symptomen.

U bespreekt Ger met een sociaal-psychiatrisch verpleegkundige die in uw wijk opereert en vraagt haar of ze wil nagaan of Ger nog ergens officieel in zorg is en wie binnen de instelling – zo zij dat niet zelf kan doen – deze ca-

sus op zich kan nemen. U vindt dat zijn uitkering en huisvesting prioriteit hebben en zult dan zelf de zorg voor de fysieke conditie voor uw rekening nemen. U spreekt samen af dat het 'geval Ger' over twee weken weer besproken wordt en meldt dit ook aan de moeder van Ger. De sociaal-psychiatrisch verpleegkundige zal een gesprek met alle betrokkenen organiseren op de praktijk of ten huize van mevrouw Maas. Hervatting van de inname of toediening van medicatie zal op korte termijn aan de orde moeten komen. Vastgesteld moet worden wanneer en door wie dit met Ger besproken wordt en wie de middelen gaat voorschrijven of toedienen.

Medicatie bij schizofrenie

Er bestaat geen effectieve causale therapie tegen schizofrenie. Er bestaan wel middelen tegen psychotische verschijnselen. In de acute situatie – bij wat men een 'floride psychose' noemt – waarbij gedragsproblemen en denkstoornissen, al dan niet bizarre (betrekkings-) wanen en eventueel waarnemingsstoornissen (hallucinaties) het beeld bepalen, zijn vrijwel altijd antipsychotica nodig. Vanouds wordt daarvoor het 'klassieke' antipsychoticum haloperidol gebruikt in een dagdosering van 2-4 mg bij een eerste psychose en bij recidieven 4-10 mg. Maar er is inmiddels een scala aan antipsychotische medicijnen op de markt. De vraag is (net als bij antidepressiva) of de nieuwere beter zijn dan de gebruikelijke, waarmee veel ervaring bestaat, en in welk opzicht ze dan beter zijn. De oudere middelen (die in de jaren vijftig-zeventig op de markt kwamen), zoals haloperidol, pimozide, thioridazine, trifluoperazine, broomperidol, periciazine, pipamperon en zuclopentixol hebben vooral effect op de positieve symptomen. In het begin van de medicatie kan men perifere (parasympathicolytische) bijwerkingen verwachten als: een droge mond, obstipatie, mictiestoornissen en warmte-intolerantie. Ook kunnen cognitieve stoornissen en gedragsproblemen optreden of verergeren.

In hogere dosering heeft de medicatie frequent extrapiramidale bijwerkingen, zoals rigiditeit en verstarde psychomotoriek. Het beeld lijkt op parkinsonisme met distonie en diskinesie: onwillekeurige spiercontracties en wormachtige tongbewegingen met smak- en maalbewegingen, de orofaciale vorm van tardieve diskinesie, die nogal eens onomkeerbaar is. Patiënten klagen over innerlijke onrust naast waarneembare bewegingsdrang (acathisie). Deze bijwerkingen treden snel op en zijn afhankelijk van de dosis. Tegengaan van bijwerkingen bestaat dan ook primair uit verlaging van de dosis. Men kan daarnaast ook een anticholinergicum – biperideen of dexetimide – geven of een bètablokker zoals propranolol.

Het 'klassieke' beeld van de chronische patiënt lijkt nogal eens bepaald door bijwerkingen van een (te) hoog gedoseerde medicatie.

Het maligne neurolepticasyndroom bestaande uit ernstige rigiditeit, bewustzijnsstoornissen, nierfunctiestoornissen en ontregeling van het autonome zenuwstelsel (hyperthermie) is een acute en zeer ernstige bijwerking. Het syndroom kan letaal verlopen!

De afgelopen tien jaar is er een aantal zogeheten 'atypische' antipsychotica op de markt gebracht: clozapine, risperidon, quetiapine en olanzapine. Clozapine is een 'laatste redmiddel' bij therapieresistentie. Ook het al oudere sulpiride wordt in deze groep ingedeeld. Deze 'atypische' middelen zouden minder bijwerkingen hebben en tevens meer effect hebben op de negatieve symptomen. Voor die stelling is echter geen hard en overtuigend bewijs! Vaak zijn de nieuwere middelen met een (te) hoge dosering van oudere middelen vergeleken. Hoge dosering van de oudere middelen die extrapiramidale bijwerkingen geven, induceert bovendien op negatieve symptomatologie gelijkende verschijnselen. (De hoge dosering geeft als bijwerking dezelfde symptomen als de kwaal!) Alle atypische antipsychotica worden in verband gebracht met (forse) gewichtstoename. Patiënten met schizofrenie hebben een twee- tot driemaal verhoogd risico op diabetes. Verschillende middelen zouden obsessief-compulsieve klachten doen ontstaan of verergeren.

Van antipsychotica kan men op korte termijn – binnen enige uren – een sederend effect met vermindering van de agitatie verwachten. Op de waarnemingsstoornissen (de hallucinaties) en op complexere denkstoornissen mag men pas na weken of zelfs maanden effect verwachten. Geen snel en afdoend effect dus. Bij agitatie en onrust kunnen ook benzodiazepinen als co-medicatie worden gegeven.

Onderhouds-medicatie ter preventie van recidieven en exacerbaties

Onderhoudsdosering is na één of meer recidieven van psychotische toestanden aan te raden, omdat de kans op terugval hoog is: driekwart van de patiënten krijgt na staken van de medicatie opnieuw psychoses. De dosering van onderhoudsmedicatie moet overeenkomen met 3 (tot maximaal 12) mg haloperidol per dag. Vanwege te verwachten therapieontrouw, mede door ontbrekend ziekte-inzicht of ziektebesef, hebben depotpreparaten een voorkeur. Uiteraard spelen psycho-educatie en voorlichting van patiënt en familie hierin ook een belangrijke rol. Haloperidol, zuclopentixol, broomperidol, flufenazine, perfenazine, risperidon en fluspirileen zijn veelgebruikte depots per injectie. Depots werken twee tot vier weken. Een depot wordt pas gegeven na goede instelling op een oraal middel! Penfluridol is een oraal depotmiddel.

Bij agitatie, onrust en (ernstige) slaapstoornissen kunnen benzodiazepinen toegevoegd worden; bij geremdheid, apathie en depressie ook (tricyclische) antidepressiva. Ook worden nogal eens anti-epileptica (valproaat of carbamazepine) als 'stemmingsstabilisatoren' en bij gedragsproblemen gegeven.

Frequente controle op – vragen naar – bijwerkingen is nodig, vooral omdat deze nogal vaak reden zijn om de medicatie te stoppen. Laboratoriumonderzoek van het bloedbeeld is nodig om onverhoedse bijwerkingen op te sporen die niet direct tot klachten leiden, maar wel tot (levens)gevaarlijke toestanden, zoals beenmergdepressie met agranulocytose (met name clozapine is hierom berucht).

Afbouw van medicatie bij goed en blijvend effect en stabilisatie van de toestand is mogelijk. Geadviseerd wordt na een recidief minimaal een jaar onderhoud te geven en na een volgend recidief dat voor meerdere jaren (tot een minimale onderhoudsdosis van 20% van de uitgangswaarde) te doen op geleide van (het ontbreken van) symptomen.

Een behandelplan of een zorgplan

Het is moeilijk om in deze situatie te bepalen wat prioriteit moet krijgen. Ger zelf wil misschien in eerste instantie niets anders dan zijn uitkering. Zijn moeder wil dat hij een eigen woning krijgt. U vindt ten slotte dat daarnaast het instellen op onderhoudsmedicatie van eminent belang is. Een geconsulteerde psychiater is misschien van mening dat er toch echt nog uitgebreidere diagnostiek moet plaatsvinden, omdat de diagnose van de afgelopen jaren misschien wel aan herziening toe is, en dat pas daarna rationeel medicamenteus beleid kan worden ingezet. En het is niet onwaarschijnlijk dat iedere andere en volgende hulpverlener eigen agendapunten inbrengt.

Het is dus van belang pragmatisch te werk te gaan en uit te gaan van de ellendige situatie waarin Ger nu zit. Misschien dat een uitkering die onder voorwaarden verstrekt wordt en huisvesting in een setting onder toezicht wel als eerste aan de orde moeten komen. Maar het kan ook zo zijn dat Ger toch eerst moet beginnen met medicatie om überhaupt tot enige coöperatie gebracht te worden.

Uiteraard moet u uw eigen rol in het geheel in de gaten houden: u bent door de moeder gealarmeerd en hebt bij Ger het een en ander gesignaleerd. U hebt een proces geïnitieerd, maar daarmee is het niet vanzelfsprekend dat u de zorgcoördinatie of het casemanagement op u neemt en voortdurend intensief met Ger bezig blijft. U doet er dan ook verstandig aan uw rol en functie in een zorgplan te laten vastleggen. Een dergelijk zorgplan zal door een casemanager of zorgcoördinator – in dit geval door de ingeschakelde spv'er – in gesprek met Ger geschreven worden en door ieder die bij de zorg betrokken is (al dan niet officieel) ondertekend moeten worden.

Psycho-educatie bestaande uit voorlichting aan de familie en andere betrokkenen over de aard, het beloop en de prognose van schizofrenie en het belang van een stabiele leefomgeving is van invloed op het beloop van de ziekte. Gezinsbehandeling lijkt niet direct voor de hand te liggen, maar het is wel belangrijk aandacht te besteden aan de manier waarop men met elkaar omgaat. Het ongebreideld uiten van ongenoegen en wrevel over het gedrag van Ger doet conflicten escaleren en Ger herhaaldelijk ontsporen. Moeder en haar vriend zouden attent gemaakt kunnen worden op de vereniging van familieleden en ouders van schizofrene patiënten Ypsilon.

Literatuur

Bosch RJ van den. Schizofrenie: eenheid in verscheidenheid. Ned Tijdschr Geneeskd 1993; 137: 1039-1043.
Bosch RJ van den. Schizofrenie en andere psychotische stoornissen. In: Handboek Psychopathologie deel 1.
Burns T & Kendrick T. The primary care of patients wit schizofrenia: a search for good practice. 1997; 47: 515-520.
Grootens KP, D Bijl, J Verkes. Antipsychotica bij de behandeling van psychoses, in het bijzonder schizofrenie. I. Klinisch beeld, farmacologie en werkzaamheid. II. Bijwerkingen, interacties en plaatsbepaling. Geneesmiddelenbulletin. Oktober/November 2003; 37: 93-100 en 105-109.
Harten PN van, & HW Hoek. Hoe lang antipsychoticaprofylaxe na een eerste schizofrene psychose? Ned Tijdschr Geneesk 1998; 142: 1361-64.
King M & I. Nazareth. Community care of patients with schizofrenia: the role of the primary health care team. Br J Gen Pract 1996; 46; 231-7.
Kortmann FAM & AJ Tholen. Cure en care in de psychiatrie; het toekomstscenario voor schizofrene patiënten. Maandblad Geestelijke Volksgezondheid. 1991; 46: 123-33.
McCreadie RG. Use of drugs, alcohol and tobacco by people with schizophrenia: case-control study. Br J Psychiatr 2002; 181: 321-325.
Lang FH, Johnstone EC, Murray GD. Services provision for people with schizofrenia. II. Role of the general practitioner. Br J Psychiatr. 1997; 171: 165-8.

Loenen AC van et al. Farmacotherapeutisch Kompas 2003. College voor Zorgverzekeringen. Amstelveen. 2003.

Nazareth I, King M. & Davies S. Care of schizofrenia in general practice: the general practitioner and the patient Br J Gen Pract 1995; 45: 343-7.

Oud MJT & J Schuling. Patiënten met een chronische psychose in de huisartsenpraktijk: actief volgen. Ned Tijdschr Geneeskd 2002; 146: 697-700.

Wiersma D. Zorgbehoeften bij chronisch psychiatrische patiënten in de huisartspraktijk; gedeelde verantwoordelijkheid met de GGZ. Ned Tijdschr Geneeskd 2002; 146: 701-3.

Casus

Martin Dijkstra komt – onaangekondigd en zonder afspraak – binnenlopen in de praktijk en zegt tegen de assistente dat hij sterke pijnstillers – morfine – nodig heeft omdat hij 'pijn in zijn bek en in zijn poten' heeft. De assistente zegt dat hij een afspraak moet maken. Hij wil geen afspraak, 'maar gewoon een recept', zegt hij. Wanneer Martin begint te vloeken en tegen de balie te schoppen, voelt de assistente zich bedreigd en roept de dokter erbij. U loodst hem naar de onderzoekkamer.

Martin is gekleed in een gerafeld en gevlekt pak, draagt uitgelubberde schoenen met gaten en heeft geen sokken aan. Hij stinkt naar verzuurde alcohol en oud zweet. Hij heeft vet haar dat in plakkerige slierten voor zijn gezicht hangt. Hij is ongeschoren en heeft een rood, vlekkerig ontstoken gezicht. Hij heeft een abominabel slecht gebit – 'als een afgebrand kerkhof' – met ontbrekende voortanden in de bovenkaak en bruin- en zwartgekleurde tanden en kiezen. Zijn handen zijn plakkerig en vies met roodontstoken nagelranden en veel korsten. Hij is fysiek zwaar verwaarloosd en zonder dat u hem heeft aangeraakt, vermoedt u al dat hij koorts heeft.

Moet dit nú?

U kent hem al langer dan tien jaar en weet dat het veel moeite en ergernis zal kosten hem zonder aandacht voor zijn problemen – al dan niet met hulp van de politie – de deur uit te krijgen. U kiest dus voor een tactische oplossing: u zet hem even in de onderzoekkamer, luistert daar naar het door hem als acuut gepresenteerde probleem en kijkt naar zijn voeten. U vindt bovendien dat hij – gezien zijn belabberde conditie – wel 'gezien' moet worden, ook al heeft hij geen afspraak en komt het u absoluut niet gelegen.

Urgente aandachtspunten bij zijn verwaarloosde lichamelijke conditie: zijn gebit, eczeem en 'loopvoeten'. Hijzelf vindt op dit moment de 'pijn in die rotpoten' het grootste probleem, dus dat komt eerst 'op tafel'. Wanneer hij – ongevraagd – zijn schoenen uittrekt, deinst u terug, terwijl u toch wel wat gewend bent aan weerzinwekkende luchten en landschappen.

Weerzin en uitstoting

Martin is een figuur die eigenlijk voortdurend te maken krijgt met afstoting door iedereen, vanwege zijn lucht en agressieve uitstraling. Hij is voor mensen die hem niet kennen ook nogal onberekenbaar en schreeuwt vaak onsamenhangend, wanneer hij zich bedreigd voelt. Gevolg is dat anderen zich door hem bedreigd voelen en met een boog om hem heen lopen. Het straalt voortdurend van de gezichten in zijn omgeving af: 'Dat ze zulke mensen vrij rond laten lopen is een schande, die zijn toch rijp voor Frentsjer.' En dat kan Zuidlaren, Warnsveld, Bloemendaal, Poortugaal, Venray of Santpoort zijn, al naargelang waar we ons in den lande bevinden. Hij wordt vaak gepest en is ettelijke keren door groepen pubers mishandeld en bekogeld met vuil en stenen. Hij slaapt in de 'hondengedoogzone' van het park of onder bruggen en mag per maand vijf dagen bij het Leger des Heils en vijf dagen bij het Huis voor Onbehuisden (HVO) slapen. Verder gebruikt hij het politiebureau ook nogal eens als asiel, wanneer hij wegens overlast weer eens gearresteerd wordt. Hij heeft een postadres voor de Sociale Dienst, maar of zijn ziekenfonds geregeld is en bij welke huisarts hij staat ingeschreven, is op het moment van binnenkomst niet duidelijk. U kent hem weliswaar al jaren, want u was zijn huisarts toen hij nog een woning had, en u hebt ook een dossier, maar u ziet hem erg onregelmatig. Hij wordt ook nogal eens door de arts van de GG&GD op het politiebureau of bij de genoemde slaapplaatsen gezien.

Overlast in de praktijk

U bespreekt het incident en uw ingrijpen uiteraard naderhand met de assistente en stelt het ook in het wekelijkse praktijkoverleg met andere praktijkmedewerkers en collega's aan de orde. Want een dergelijke patiënt verstoort niet alleen de rust in de praktijk, maar kan ook de intercollegiale loyaliteit zwaar onder druk zetten. Dergelijke klanten zijn in de praktijk niet prettig. Ze laten een afschuwelijke lucht achter, roepen de weerzin van andere patiënten op en geven onenigheid tussen assistentes. Moet je ze – om maar wat te noemen – wel of geen koffie serveren? De één krijgt hem met een beker koffie – met véél suiker – zonder morren de deur uit, terwijl de ander voorspelt dat hij met een dergelijk onthaal een volgende keer helemaal niet meer weg gaat ('je moet dat soort types niet pamperen'). Heeft het zin iemand als Martin een afspraak voor over twee dagen om 9.10 uur 's ochtends aan te bieden? Waarschijnlijk niet, want hij heeft geen agenda en weinig tijdsbesef.

Dergelijke patiënten hebben veelal een lange weg door de instituties afgelegd: van het project dak- en thuislozen van het consultatiebureau alcohol en drugs (CAD), een sociaal-psychiatrisch verpleegkundige op de fiets en het 'Vangnet en Advies' van de GG&GD tot en met het 'Rehabilitatieteam' van de afdeling langdurige transmurale zorg (LTZ) van de regionale instelling van de geestelijke gezondheidszorg. Alle hulp en inzet leveren nog lang niet altijd een adequaat geholpen patiënt op. Martin wil met al die hulpverleners niks te maken hebben, ze 'lullen hem te veel aan zijn kop' en willen hem altijd tot dingen brengen waaraan hij geen behoefte heeft. Dan mag hij zijn pilsje niet meer drinken, moet hij onder de douche en op tijd naar bed. En al die verboden en geboden, daar heeft hij meer dan gruwelijk de pest aan.

Eerst de 'pijn in de poten'

Terug naar uw onderzoekkamer en de patiënt in kwestie. U pakt allereerst het probleem aan waarmee hij binnenkwam: 'de pijn in zijn poten'. Hij blijkt 'loopvoeten' te hebben. U ziet op zijn voetzolen over grotere gebieden wit 'uitgeslagen' verweekt eelt met langs de voetranden dik eelt met barsten, korsten en schilfers. Eczeem met waarschijnlijk veel schimmel – zwemmerseczeem is een eufemisme voor dit soort voeten. Op de voetrug gebieden met intense roodheid die zich links uitstrekken tot op een derde van het onderbeen, dat dik en oedemateus is. De voeten zijn in lange tijd niet gewassen, ze zijn smerig en stinken. Er zijn om te beginnen hygiënische maatregelen nodig: voetbadjes met soda, Biotex-groen, chloorhexidine- of Betadine®-oplossing om de ontsteking en infectie tegen te gaan. Martin moet instructies krijgen omtrent het goed wassen van zijn voeten en misschien wel belangrijker: het daarna goed afspoelen en drogen ervan. De teennagels zijn in lange tijd niet geknipt en langs de nagelranden van verschillende tenen is sprake van roodheid en pus. Het lijkt nuttig dat de pedicure hieraan te pas komt. Hij moet bovendien katoenen sokken gaan dragen en hoe dan ook betere schoenen, want het stel dat hij nu draagt rot letterlijk weg. Nuttige adviezen en interventies, maar hij zal dat toch niet zomaar doen! Laten we wel wezen: alleen de voeten al vormen een 'project' dat veel geduldige aandacht, uitleg en overreding zal eisen. Doet uw assistente pedicurewerk? En wie gaat dat betalen, want het zit niet in het ziekenfonds. Als het ziekenfonds überhaupt geregeld is. U bedenkt dat u deze kwestie misschien deels zelf kunt aanpakken. U hebt sokken genoeg en ook nog wel een paar oude, maar nog niet afgedragen, schoenen over. U bent dan wel geen Sinterklaas en niet van de bedeling, maar wanneer het zo uitkomt – en uw schoenmaat (enigszins) met die van Martin overeenkomt – ook niet te beroerd om zoiets mee te geven.

Gezien de intense roodheid, vooral die aan het linkeronderbeen, die u benoemt als cellulitis of dreigende erysipelas (waarbij waarschijnlijk sprake is van een streptokokken- of stafylokokkeninfectie) en zijn belabberde conditie met koorts, geeft u een antibioticakuur.

En verder...

Dit is slechts een eerste stap, want de zelfverzorging van deze patiënt is erbarmelijk. U ziet forse uitslag, bestaande uit intense, vurige roodheid met gelige vettige of 'wondvochtachtige' bedekking op wangen en voorhoofd. Seborroïsch eczeem wellicht. Er zou ook sprake kunnen zijn van rosacea.

U constateert overal op de huid rode gebieden met veel schilfering en krabeffecten. Het is moeilijk tot een exacte dermatologische diagnose te komen met zo'n vervuilde huid. Of het gaat om secundair geïmpetiginiseerd eczeem of om impetigo vulgaris, is moeilijk vast te stellen. Er zijn op veel plaatsen kapot gekrabde vesikels en pustels met lichtgeel exsudaat op een rode ondergrond. Maar ook infectie met een schurftmijt – scabiës – is niet onwaarschijnlijk. Daarnaast zou het zoeken naar luizen wel eens wat op kunnen leveren. Het is een dermatologisch wildpark, waarin op zijn minst wel vijf verschillende diagnoses te stellen zijn.

Screening op tuberculose, hepatitis B en C en HIV-besmetting lijkt, gezien zijn levensstijl en verslavingsgeschiedenis, aangewezen, maar de vraag is of dit nu direct moet. Laboratoriumonderzoek naar bloedarmoede, glucosespiegel, schildklierfunctie, vitaminestatus (D, B12 en foliumzuur), elektrolyten, lever- en nierfunctie heeft wel urgentie. En het is natuurlijk handig om de uitgebreidere screening dan meteen ook te doen. Voor een longfoto zal hij apart verwezen moeten worden.

Alternatieve routes...

Martin is – om te beginnen alleen al op somatisch gebied – een intensieve zorgpatiënt. Maar hoe en waar die zorg het best gegeven kan worden, is niet zo simpel vast te stellen. U overweegt drie alternatieven.

1 U neemt contact op met de ziekenboeg van de nachtopvang voor daklozen van het Leger des Heils om hem voor wat méér dan de vijf dagen – waar hij normaal 'recht' op heeft – onderdak te verschaffen. U informeert ook de arts van de GG&GD, die daar spreekuur houdt en die ruime ervaring heeft met dit soort klanten en hun medische problematiek. U spreekt af dat men u informeert als uw verdere hulp nodig is, wanneer hij ontslagen wordt van de ziekenboeg. U laat het artsenlaboratorium de volgende ochtend naar de ziekenboeg komen om bloed af te nemen voor uitgebreide diagnostiek.

2 U presenteert Martin voor opname op een dermatologische of interne afdeling. Maar dan wel in een ziekenhuis waaraan een Psychiatrische Afdeling (PAAZ) of een goed uitgeruste consultatieve dienst Psychiatrie verbonden is. Martin is waarschijnlijk moeilijk te handhaven op een gewone afdeling en de verpleegkundige staf zal begeleid moeten worden bij de verzorging van een dergelijke patiënt. Als u dit niet goed 'voorkookt', is het niet onwaarschijnlijk

dat Martin voortijdig vertrekt, zodat uw doelen in het geheel niet gehaald worden. Bovendien zal de betreffende specialist u bij volgende presentaties mogelijk met argwaan te woord staan – u wordt misschien met uw patiënt geïdentificeerd.

3 U kunt hem ook via een BOPZ-maatregel met inbewaringstelling (IBS) of rechterlijke machtiging (RM) laten opnemen vanwege maatschappelijke verloedering, verregaande zelfverwaarlozing, dreigende agressie en uitlokking van agressie.

Gezien de uitgebreidheid van de huidinfecties en zijn slechte algemene conditie is het twijfelachtig of de niet-medisch geschoolde staf van de opvang een patiënt als Martin aankan. De eerste weg is in dit geval dus waarschijnlijk een te weinig intensieve aanpak. U wilt toch een wat steviger inzet en presenteert hem bij de interne poli met al uw informatie en het advies direct 'de psychiatrie' in te schakelen. Het kost u nog wel enige moeite Martin zelf mee te krijgen in uw beleid. Hij voelt meer voor de nachtopvang. Eigenlijk kwam hij misschien zelfs – behalve voor morfine – vooral voor een dergelijke medische indicatie voor onderdak. Bij het derde alternatief presenteert u hem op de afdeling psychiatrie, waar dan de internist en dermatoloog in consult geroepen worden.

Verslavings-problemen

De vraag is of u in dit stadium van uw bemoeienis zijn verslaving aan de orde moet stellen. Hij drinkt grote hoeveelheden bier – hij kwam met een geopend flesje in de hand de praktijk binnenlopen! – en rookt veel shag, met daarbij de nodige hasj en weed. Hij gebruikt waarschijnlijk ook sterkere drugs, alhoewel niet duidelijk is wat en in welke hoeveelheid. U ziet geen spuitlittekens, maar het is waarschijnlijk dat hij heroïne rookt en regelmatig cocaïne gebruikt. U zult wel deze problematiek bij de opname moeten melden, waarschijnlijk zal Martin methadon verstrekt moeten worden voor de opvang van onthoudingsverschijnselen en er bestaat een niet gering risico op een alcoholonthoudingsdelier.

Psychiatrische geschiedenis

Martin heeft een uitgebreide psychiatrische voorgeschiedenis. Hij heeft een dossier dat leest als een psychiatrische encyclopedie. Crisisopnames, langdurige opnames met een scala aan diagnoses, die in de loop der jaren steeds gewijzigd zijn naar de herziening van de psychiatrische classificatie en met een steeds wisselende medicatie. Bij sluiting van de paviljoens in Duin en Bosch is hij in de stad in een huis – een begeleidwonenproject – geplaatst. Vanwege overlast is hij er al na korte tijd uitgezet. Hij heeft zich onttrokken aan de ambulante begeleiding. Martin is een lastige man. Op dit moment is het moeilijk een 'hanteerbare' psychiatrische diagnose te stellen. Hij is niet manifest psychotisch. Als hem gevraagd wordt of hij stemmen hoort, ontkent hij dat. Er lijkt geen sprake te zijn van hallucinaties. Maar verschillende opmerkingen maken u wel duidelijk dat hij nogal achterdochtig is en in het gesprek is hij volstrekt incoherent. Eerder is de diagnose schizofrenie gesteld, maar ook 'schizo-affectieve stoornis' met psychotische episodes bij een geagiteerde depressie komt in een ontslagbrief voor. Op dit moment lijken de persoonlijkheidsproblematiek en de verslaving op de voorgrond te staan, waarbij zijn belabberde lichamelijke toestand en het ontbreken van huisvesting en uitkering – zijn totale sociale desintegratie – de meest manifeste en urgente problemen zijn. Er is dus sprake van uitgebreide en meervoudige problematiek. Martin Dijkstra is een uitgesproken zorgwekkende zorgmijder, die een stapsgewijze aanpak ('stepped care') nodig heeft. Wanneer u toch een goede omschrijving ten behoeve van de juridische maatregel wilt geven, zou u kunnen spreken van 'agressiedreiging en ontbrekende impulscontrole in het kader van schizofrenie met middelenmisbruik bij persoonlijkheidsproblematiek uit cluster B'.

Anticiperen op onrust

U hebt voor een opname gezorgd, maar vooruitlopend op de situatie na ontslag uit het ziekenhuis neemt u contact op met de ziekenboeg om de plaatsing te regelen. Als u geluk hebt, bestaat er in uw regio een dienst – zoals het ziekenhuisproject van de Amsterdamse GG&GD – die de coördinatie van dit traject op zich kan nemen. Een aan het ziekenhuis verbonden transferverpleegkundige zou natuurlijk deze nazorg ook kunnen regelen. Martin blijkt binnen een week na zijn opname op de opvang van het Leger des Heils te zitten. De sociaalpsychiatrisch verpleegkundige van de Crisisdienst bezoekt hem daar en belt u om inlichtingen. U geeft niet alleen aan wat u weet van de afgelopen tien jaar, maar dringt ook aan op intensieve en continue begeleiding nu hij in het vizier is. Er moet een casemanager of zorgcoördinator voor Martin komen, die voortdurend aandacht heeft voor zijn toestand en hem minstens een aantal keren per week ziet.

Complexe en meervoudige problematiek

Het gaat om patiënten met ingewikkelde en meervoudige problematiek, zowel ernstige psychopathologie, als lichamelijke klachten en kwalen, verslavingsproblemen en veel psychosociale problematiek met forse gedragsproblemen. Er is sprake van patiënten met beperkingen en handicaps op sociaal gebied, met beperkte zelfredzaamheid. Er is een aantal aandachtsgebieden bij deze patiënten.
– Huisvesting. Is er sprake van een enigszins onderhouden en schone woning, wordt de huur betaald? Of is de patiënt dakloos en zwerft hij rond met incidenteel onderdak bij sociale pensions, ge-

meentelijke en liefdadigheidsinstellingen?
- Financiën. Heeft de patiënt een uitkering? Soms heeft de patiënt ooit een WAO-uitkering gehad of hij heeft wel 'recht' op een bijstandsuitkering, maar is hij die kwijtgeraakt omdat hij zich niet aan regels en afspraken houdt. En als hij al wel inkomen heeft, waaraan wordt het geld dan besteed?
- Voedingstoestand. Wordt er regelmatig en gezond gegeten? Bij gebrek aan inkomen en huisvesting eet de patiënt nogal eens wat hij in vuilnisbakken aan eetbaars vindt. Ouderwetse 'gaarkeukens' bestaan niet meer.
- Kleding en bewassing. Heeft de patiënt enigszins toonbare en schone kleren en wast de patiënt zich wel eens, of is er sprake van ernstige vervuiling met schurft, schimmel en luis?
- Dagbesteding. Doet de patiënt nog iets anders dan rondhangen, alcohol en koffie drinken en roken?
- Sociale contacten. Bestaan er contacten met familie en vrienden, of is er sprake van vrijwel totaal isolement?
- Lichamelijke conditie. De fysieke toestand is nogal eens abominabel. Er is sprake van extreme zelfverwaarlozing met veel pathologie. De kans op besmettelijke ziekten is erg groot.
- Psychische conditie. De mentale toestand is meestal belabberd. De patiënten geven veel overlast door bizar, als agressief ervaren en onaangepast gedrag met verstoring van 'de openbare orde' en maatschappelijke uitstoting.

Veel psychisch gestoorde patiënten met gedragsproblemen komen dak- en thuisloos op straat terecht, mede door onvoldoende begeleiding en zorg. Een houding waarbij uitgegaan wordt van de 'eigen vrije wil en verantwoordelijkheid' van de patiënt is hier evident onjuist. Veel chronisch psychiatrische patiënten verdienen 'bemoeizorg': actieve zorg, zonder dat zij daarom vragen en zelfs tegen een zekere weerzin en weerstand van henzelf in. De geestelijke gezondheidszorg kan dergelijke bemoeienis niet aan familie, vrienden en buren overlaten met verzuchtingen als: 'Ja, u moet begrijpen dat wij pas wat kunnen doen als hij zelf bereid is te komen, als hij zelf wil; zonder de motivatie van de patiënt kunnen we niks doen', of: 'Alleen als er sprake is van levensgevaar voor de patiënt zelf of de omgeving kunnen wij iets doen.'

Er is reden om actief op te treden door hulpverleners uit de (geestelijke) gezondheidszorg en dat moet niet aan de politie overgelaten worden – al heeft die in haar takenpakket, naast opsporing van misdaad en rechtshandhaving, ook een hulpverlenersrol. Uiteraard kan men de politie wel te hulp roepen als er sprake is van geweld dat men als hulpverlener niet kan hanteren. Medische hulp en politie horen hier complementair te functioneren en elkaar niet 'de zwarte Piet' toe te spelen ten koste van patiënt en familie.

Casemanagement, zorgcoördinatie en nazorg

Het is niet ongewoon dat er een tiental instanties en meer dan twintig mensen direct of indirect – en al dan niet actief – bij een patiënt betrokken zijn. De zorg is vaak erg versnipperd en instanties en hulpverleners weten van elkaar niet wie wat doet en wat er *niet* gebeurt. De patiënt is zelf volstrekt niet in staat alle mogelijke soorten hulp en bemoeienis op elkaar af te stemmen. Zorgcoördinatie en casemanagement zijn 'instrumenten' om te voorkomen dat niemand weet wie wat doet, wat er nagelaten wordt en of er wel iets adequaats gedaan wordt.

Continuïteit in zorg, het werken vanuit een team, het actief – thuis, maar ook elders, desnoods op straat – opzoeken van niet-verschijnende patiënten en een niet al te hoog aantal patiënten per hulpverlener zijn – zo blijkt uit evaluatieonderzoek – elementen die de kwaliteit van de zorg verbeteren. Dit succes kan bestaan uit het voorkómen van herhaalde opnames, maar moet uiteraard ook leiden tot een beter functioneren en een groter welbevinden en welzijn van de patiënt.

Revalidatie en rehabilitatie

Rehabilitatie is een soort 'psychische fysiotherapie': mensen met psychiatrische beperkingen helpen beter te functioneren, zodat ze met succes en naar tevredenheid kunnen wonen, werken, leren en sociale contacten hebben in de omgeving van hun keuze, met zo min mogelijk professionele hulp. Bij behandeling denken we aan resultaat op de korte termijn, bij rehabilitatie aan de begeleiding op de langere termijn. Het onderscheid lijkt veel op dat tussen care en cure. Rehabilitatie richt zich op functioneel herstel en maatschappelijke participatie, op wensen, behoeften en doelen van cliënten. Het gaat om een emancipatoire bejegening, het ontwikkelen van mondigheid en het herstellen van zelfgevoel bij patiënten. Maar werkt het ook in de praktijk, hebben patiënten er ook echt wat aan, of blijft het bij goede bedoelingen?

De rehabilitatiebenadering kiest doelen op het gebied van wonen, dagbesteding en werk.

Rehabilitatie levert – zo blijkt uit evaluerend onderzoek – overwegend positieve uitkomsten op voor wat betreft het verhelderen en bereiken van door de patiënt gestelde doelen en een belangrijke verbetering van het functioneren en van de ervaren kwaliteit van leven voor cliënten. Maar de autonomie – de zelfstandigheid en onafhankelijkheid – van cliënten nam niet toe en de arbeidssatisfactie van de begeleiders leverde gemengde uitkomsten op.

Met psychiatrische revalidatie en rehabilitatie wordt in de praktijk meestal hetzelfde bedoeld, maar het laatste begrip heeft met de letterlijke betekenis (eerherstel) een 'ideologischere' lading: begeleiding gericht op maatschappelijk herstel en integratie.

Wat betekenen rehabilitatie en revalidatie in de praktijk?

Hoe wordt het vormgegeven door de begeleiders? Hoe verhoudt het zich tot 'gewone' zorg en begeleiding? Een revalidatiewerker (een gespecialiseerd maatschappelijk werker, ergotherapeut, sociaal-psychiatrisch verpleegkundige of B-verpleegkundige) zal hieraan soms een taak van meerdere uren per patiënt per week hebben. Het gaat om langdurige intensieve zorg, het opbouwen van een vertrouwensrelatie, het maken van een zorgplan, het inventariseren en ontwikkelen van een sociaal netwerk, het peilen van de sterke en zwakke kanten van de omgeving en het behartigen van de belangen van de patiënt op een breed gebied. Het gaat om dagstructurering, activering, ondersteuning van zelfredzaamheid en zelfhandhaving, om zo te zeggen 'van kapper tot tandarts'. Deze intensieve activiteiten zijn vooral geïndiceerd bij de meest ernstige en problematische patiënten. Als er minder uitgesproken sprake is van desintegratie en isolatie, of minder van sociale en psychische ontregeling, volstaat uiteraard minder intensieve bemoeienis.

Een lappendeken met gaten

Hoe omvangrijk een maatschappelijk steunsysteem ten behoeve van deze patiëntengroep kan worden, is beschreven voor de wijk waarin mijn praktijk gevestigd is (Amsterdam Oud-West). Tientallen instanties en een veelvoud aan professionals hebben zich gezet aan deze taak. Niet alleen de coördinatie van de zorg per patiënt is een groot probleem, ook de coördinatie van al deze instanties en functionarissen levert problemen op. De huisarts, die slechts in de marge van dit gebeuren een plaats heeft, kan nauwelijks dit labyrint aan zorg en bemoeienis overzien. Zelfs na 25 jaar praktijkvoering in dezelfde buurt en op hetzelfde adres houd ik het gevoel dat ik nauwelijks zicht heb op deze jungle en 'mijn' patiënt er niet in kan terugvinden of in kan verwijzen.

Bemoeizorg

Naast de begrippen revalidatie en rehabilitatie komt men in de literatuur over hulp en steun aan chronisch psychiatrische patiënten ook regelmatig het begrip 'bemoeizorg' tegen, een samentrekking van bemoeizucht en zorgzaamheid. Bemoeizorg is opgedrongen, ongevraagde hulp, vaak tegen de wil van betrokken cliënten in.

De legitimatie hiervan is het 'om-bestwilprincipe'. Het is duidelijk dat er iets moet gebeuren, terwijl de patiënt dat zelf niet ziet en ook niet in staat is dat in te zien. De praktische aanpak van bemoeizorg bestaat uit kleine stapjes, 'sonderen en lijntjes leggen', vertrouwen winnen en een netwerk opbouwen met regelmaat in contacten. Het is assertieve en actieve psychiatrische hulpverlening aan cliënten die geen gebruik willen of kunnen maken van reguliere voorzieningen. Voor de (gemeentelijke) overheid gaat het meestal om lastige mensen, mensen die voor overlast in de buurt zorgen. Kern van bemoeizorg is contact leggen met moeilijk benaderbare psychiatrische patiënten en proberen hen naar een stabieler en leefbaarder bestaan te leiden: hun sociale integratie te bevorderen. Aanvankelijk bestaat bemoeizorg vooral uit verleidings- en onderhandelingsstrategieën om patiënten bereid te krijgen tot het aanvaarden van hulp, maar later is de bemoeizorg ook meer bevoogdend: het achter de vodden zitten met 'drang en dwang'.

De eerste stap is het inventariseren en opbouwen van een (maatschappelijk) steunsysteem rond de patiënt. Hier ligt de basis om verder te werken. De bemoeizorg probeert aandacht te geven aan gezondheid, persoonlijke hygiëne, woonomgeving, dagelijkse levensbehoeften, werk en andere activiteiten, sociale contacten en andere levensgebieden, om zo de cliënt in staat te stellen optimaal in zijn sociale omgeving te functioneren. In eerste instantie staan meestal onderdak en inkomen centraal. Contacten met overige hulpverleners in verleden en heden worden in kaart gebracht. Wie van familie, (oude) vrienden, kennissen en buren heeft nog bemoeienis met de patiënt? De motieven van al die 'bemoeienis' kunnen natuurlijk heel divers zijn: ergernis, last, zorg en bezorgdheid of schuldgevoel.

Waaruit bestaat de zorg van de huisarts voor deze patiënten?

Verreweg de meeste huisartsen zullen de zorg voor chronisch psychiatrische patiënten niet primair een taak voor zichzelf vinden, maar een opdracht voor de tweedelijns (ambulante) geestelijke gezondheidszorg. De rol van de huisarts in die zorg is beperkt, maar kan wel erg belangrijk zijn. De huisarts zal deze patiënten regelmatig voor gewone alledaagse klachten op het spreekuur zien en de somatische, dat wil zeggen 'medisch' in een beperkte zin van het woord, zorg op zich nemen. Daarbij kan de huisarts een belangrijke signaalfunctie hebben. Hij kan vroege symptomen van ontregeling en decompensatie onderkennen en actie ondernemen, in casu in overleg treden met de behandelaar uit de ambulante geestelijke gezondheidszorg. Tevens kan de huisarts als 'gezinsarts' een rol spelen bij de psycho-educatie en bij het begeleiden van de omgeving van de patiënt en ook kan hij een bijdrage leveren aan de acceptatie door de directe omgeving. Verder kan de huisarts een rol in de medicatie-bewaking en medicatieverstrekking op zich nemen. De huisarts moet bovendien een plaats krijgen in een zorgplan, in de nazorg na opname.

Gezien de niet altijd vanzelfsprekende motivatie en coöperatie van patiënten kan het hier genoemde alleen al veel tijd, energie en creativiteit vergen. Als anderen, bijvoorbeeld buren, vrienden of familie, uit bezorgdheid of vanwege overlast aan de bel trekken, zal de huisarts – op onregelmatige tijden en als waarnemer – in actie (moeten) komen en samen met of via de politie de crisisdienst inschakelen. Dit is tijdrovende crisisinterventie, die door veel huisartsen nogal eens als zeer frustrerend ervaren wordt.

Er zouden per patiënt steeds duidelijke afspraken over de rol van de huisarts binnen het casemanagement moeten zijn. Vaak wordt er in deze gevallen, bijvoorbeeld na een opname, onduidelijk overgedragen en wordt niets afgesproken over wie wat doet bij een (volgende) crisis.

Goed geregelde nazorg is de beste crisispreventie!

Wat is optimaal, wat gewenst en wat is haalbaar?

Stepped care, een stapsgewijze aanpak, is vooral ook een kwestie van 'timing'. Wat is urgent en wat kan nog even wachten? Wat is haalbaar gezien de motivatie van de patiënt in kwestie, waartoe is hij te brengen of te verleiden? Wat levert hem – vanuit zijn optiek – iets op? We gaan vaak te vanzelfsprekend uit van ons eigen referentiekader en zouden de patiënt het liefst in een ordentelijk bestaan 'onderbrengen'. Martin Dijkstra is niet iemand die een levensverhaal en een levenslijn van zichzelf kan schetsen. Voor hem is zijn verleden een jungle. Van zijn toekomst heeft hij ook geen consistent beeld, hij is niet zo'n plannenmaker. Martin ziet ook niet zoveel in de zegeningen van de verzorgingsstaat. Hij ervaart zorg al snel als irritante bemoeizucht en als beangstigend en bedreigend. Dat is geen zorgeloosheid of vrijheid, maar beperking en handicap. Het is een ernstige misvatting een dergelijk gebrek en onvermogen te zien als keuze voor een ongebonden bestaan. Volstrekt achterhaalde romantisering van psychiatrische invaliditeit of een vals alibi voor afzijdigheid en onverschilligheid.

Psychiatrie begint soms bij de voeten!

In dit geval bent u begonnen met de voeten en met de door de patiënt naar voren gebrachte pijnklachten. U hebt daarbij huisvesting en verzorging 'geregeld'. Verdere diagnostiek naar zijn lichamelijke conditie wordt door u uitgevoerd, of op uw advies door de arts die hem op de 'ziekenboeg' ziet of door de internist in het ziekenhuis. Volgende stappen zijn de aandacht voor zijn verslaving en zijn psychische conditie. Martin Dijkstra heeft intensieve psychiatrische zorg nodig. Uw rol zou kunnen blijven bestaan uit aandacht voor zijn fysiek welbevinden en het signaleren van gebruik van onderhoudsmedicatie. Uiteraard is het ook van belang dat u blijvend aandacht hebt voor zijn psychische conditie. U hebt geïnvesteerd in een vertrouwensband die op den duur iets op kan leveren. Gezien zijn toestand is het voorspelbaar dat dit een lange weg zal zijn vol valkuilen en tegenslagen.

Literatuur

Boukes FS et al. NHG-standaard Bacteriële Huidinfecties. Huisarts Wet 1998; 41: 427-437.

Henselmans HWJ, S Kok, HVM Nammensma & JCM van Berkel. Bemoeizorg: strategieën in de zorg voor ambulante patiënten met langdurige psychiatrische problemen. MGV. 1991; 46: 1193-1205.

Laan JR van der. Het Utrechtse Huisartsspreekuur voor dak- en thuislozen. Een inventarisatie van contactoorzaken, diagnosen en verrichtingen. Huisarts Wet 1992; 35: 342-344.

Laere JRAL van. 'Loopvoeten' bij zwervers. Ned Tijdschr Geneesk 1997; 141: 2481-84.

Laere JRAL van. Zorg voor zieke zwervers. Specifieke medische zorg voor daklozen noodzakelijk. Medisch Contact 2000; 55: 1567-69.

Laere JRAL van & MCA Buster. Gezondheidsproblemen van daklozen op zogenaamde dr. Valckenier-spreekuren in Amsterdam. Ned Tijdschr Geneesk 2001; 145: 1156-1160.

Lindt S van de. 'Bemoei je ermee', Leidraad voor assertieve psychiatrische hulp aan zorgmijders. Assen. Van Gorcum & Comp. 2000.

Onderwater Kees. De ontwikkeling van een maatschappelijk steunsysteem in het Westerpark. MGV 2001: 56: 37-46.

Pieters, G & M. van der Gaag. Rehabilitatiestrategieën bij schizofrenie en langdurig zorgafhankelijke patiënten. Cure & Care development. Zeist. 2000.

Reinking DP, Wolf JRLM, Kroon H. Hoge prevalentie van psychische stoornissen en verslavingsproblemen bij daklozen in de stad Utrecht. Ned Tijdschr Geneesk 2001; 145: 1161-1166.

6 'Nordine is ziek in het hoofd en moet opgenomen'

Casus Nordine Abdelkarim komt op het spreekuur met buikklachten. Hij maakt met weinig woorden duidelijk dat hij wil dat er opnieuw een foto van zijn maag gemaakt wordt. Hij wil ook een herhalingsrecept voor ranitidine en domperidon, want die zijn op. Als u doorvraagt, komt u niet veel verder dan 'overal' en voortdurend buikpijn: zowel 's nachts als overdag en zowel in de maagstreek als linksonder. 'Ik niet goed, ik ziek in buik,' zegt hij. Hij eet slecht, slaapt niet en is moe en zwak. Hij is ook benauwd, kan slecht ademhalen. Zijn (vijf jaar jongere) broer is meegekomen en ook deze zegt dat het niet goed met Nordine gaat: 'Hij is niet goed in zijn hoofd, dokter, en zijn hele lichaam is ziek.' De broer denkt dat Nordine naar het ziekenhuis moet en dat hij opgenomen moet worden, want de familie maakt zich erg ongerust over hem. 'Volgens mij gaat hij dood,' antwoordt de broer onomwonden op uw vraag wat zijn mening is over de toestand van zijn oudere broer.

Enige achtergrondinformatie Nordine is een 37-jarige, alleenwonende Marokkaanse man die u al ruim dertien jaar in de praktijk hebt. Hij komt regelmatig zijn recept voor ranitadine, lactulose en domperidon halen, want hij heeft voortdurend maag- en buikklachten. Hij gebruikt ook veel oxazepam, want hij piekert veel en kan niet goed slapen.

Zeven jaar geleden heeft u hem met een onmiskenbare 'acute buik' gepresenteerd bij de chirurg. Hij bleek een 'maagperforatie' als complicatie van een ulcus duodeni te hebben. Hij werd geopereerd en kreeg een eradicatiekuur voor een helicobacter-infectie. De gastro-enteroloog en de chirurg ontsloegen hem — na twee keer postoperatieve controlescopie — uit behandeling, omdat er geen afwijkingen meer gevonden werden (geen aanwijzingen voor reflux of een hernia diaphragmatica en geen maag- of duodenumpathologie, behalve het litteken van het oude ulcus en de perforatie). Hij heeft twee jaar geleden ook nog een laparoscopie ondergaan, vanwege de persisterende buikklachten. Er werden geen verklevingen gezien. Hij slikt zijn medicatie onregelmatig.

Het is u niet helemaal duidelijk waaruit de klachten bestaan. Het gaat om rommelingen in de buik en niet goed naar het toilet kunnen. Hij klaagt daarbij ook altijd over rugpijn en pijn in de benen en wijst vertwijfeld op zijn hoofd, dat ook altijd veel pijn doet. Hij maakt een wanhopige en gedeprimeerde indruk. Nordine is een timide, bleke en magere man, die er zeker tien jaar ouder uitziet dan zijn kalenderleeftijd is. Hij oogt nerveus en schuw, is schichtig en afwerend in het contact. Het is niet duidelijk of hij de aan hem gestelde vragen begrijpt. Zijn broer spreekt redelijk Nederlands, maar het is altijd onduidelijk of deze broer antwoord geeft op de door u gestelde vragen, of dat hij zijn eigen interpretaties en inzichten op de voorgrond plaatst. De broer zegt nogmaals dat Nordine erg zwak en ziek is en dat hij vindt dat Nordine in het ziekenhuis moet worden opgenomen en goed onderzocht moet worden. U bent indertijd erg geschrokken van de maagperforatie en hebt toen bedacht dat je altijd heel alert moet blijven op serieuze somatische pathologie ('je kunt het nooit weten met chronisch klaaggedrag'), maar aan de andere kant kun je ook niet aan het onderzoeken blijven ('naar een speld in een hooiberg'), vindt u.

De broer weet dat er al een aantal keren uitgebreid onderzoek heeft plaatsgevonden en hij weet ook dat Nordine al eerder naar een longarts (vanwege benauwdheidsklachten) en een neuroloog is verwezen, waarbij geen afwijkingen zijn gevonden. Maar hij vindt toch dat 'het niet voldoende heeft opgeleverd, want Nordine is nog steeds erg ziek'. U zit dus in een patstelling. U zou wel eens over een ander onderwerp willen praten dan over de lawine aan fysiek ongemak die Nordine steeds weer naar voren brengt. U wilt uw vermoedens over zijn chronisch psychisch lijden wel eens bevestigd zien.

Hebt u een aanpak voor deze klachten en dit klaaggedrag?

Wanneer een patiënt lichamelijke klachten blijft presenteren waarvoor u geen goede verklaring kunt geven, en u de sterke indruk hebt dat er sprake is van psychosociale problemen of een psychiatrische stoornis, komt u in een moeilijke situatie terecht.

De klachteninterpretatie bij Marokkanen, Turken en andere allochtonen levert soms forse problemen op door het nadrukkelijke en dramatische klaaggedrag. De hardnekkige en somatisch vaak moeilijk te interpreteren klachtenpresentatie met veel uitgebreide en aspecifieke pijnklachten heeft vaak een achtergrond van psychische en lichamelijke traumatisering. Dergelijke klachten kunnen gezien worden als metaforen voor de emotionele gesteldheid en ontreddering: 'pijn in de lever' bijvoorbeeld voor 'heimwee'.

Psychiatrische toestandsbeelden hebben anderzijds – bij deze patiënten – nogal eens een aspecifieke presentatie: een depressie uit zich veelal niet in somberheid, maar vooral in 'anhedonie'. Apathie of agitatie staan sterk op de voorgrond in de vorm van extreme moeheid en zwakte met onrust, rusteloosheid en woede. De patiënt kan niet meer 'goed denken'. Menige huisarts heeft veel moeite met chronisch klaaggedrag van autochtone patiënten, maar heeft het gevoel er wel enig vat op te kunnen krijgen wanneer hij doorvraagt naar moeilijke levensomstandigheden en traumatiserende gebeurtenissen. Ook is er vaak wel een gemeenschappelijk besef – een referentiekader – van de samenhang tussen klacht en stress. Bij allochtone patiënten ontstaat een sterker gevoel van machteloosheid omdat de communicatie over de klachten moeizamer verloopt en er geen gemeenschappelijk referentiekader bestaat. We hebben dan ook meestal geen gerichte methode of aanpak voor dit klaaggedrag.

Hoe gaat u verder met Nordine?	Nadat u de buik van de heer Abdelkarim nog eens gepalpeerd hebt en nog eens naar verontrustende symptomen als bloed bij de ontlasting of bloed overgeven gevraagd hebt, legt u hem en zijn broer uit dat het u het beste lijkt dat hij doorgaat met de maagtabletten. U vindt een zoveelste foto van de maag niet zinvol. U weet eigenlijk niet wat u met de klachten over het algehele onwelbevinden van deze patiënt aanmoet. U zou hem het liefst eens naar een psychiater verwijzen, maar beseft dat dat niet zo gemakkelijk zal gaan en dat de patiënt en zijn familie een dergelijk voorstel – dat u al eens eerder deed – zullen afwijzen. 'Hij is niet gek.' Nordine en zijn broer verlaten – zichtbaar niet tevredengesteld – de spreekkamer. U bent ook niet tevreden over dit consult. Het is frustrerend steeds weer geen vat te hebben op het klachtenpatroon van een patiënt en het gevoel te hebben weinig voor hem te kunnen betekenen ondanks veel geduld en inzet.
Een verontrustend telefoontje omtrent Nordine	U wordt gebeld door een wanhopige buurvrouw van de heer Abdelkarim die zich door hem bedreigd voelt. Nordine maakt vaak midden in de nacht veel lawaai in het trappenhuis, stoot met een bezem tegen het plafond en schreeuwt daarbij boze verwensingen. Hij beschuldigt haar van hoererij en dreigt haar met hel en verdoemenis. Ze heeft de politie ingeschakeld, die haar weer naar u verwees ('mevrouw, dit is geen politiewerk, maar meer iets voor dokters'), want met burengerucht en overlast van zo'n gestoorde man kan de politie ook niet veel. Hij is wel al eens op het politiebureau gezien door een psychiater van de crisisdienst – zo blijkt u bij navraag –, maar Nordine is daarna niet op een afspraak op het bureau van de crisisdienst verschenen en gaf bij een poging tot huisbezoek niet thuis. U hebt daarover geen bericht gehad!

U neemt naar aanleiding van deze informatie contact op met zijn jongere broer. Deze reageert in eerste instantie verontwaardigd. Hij heeft u toch al verteld dat het met zijn broer niet goed ging? U wilde niet luisteren en wilde hem niet geloven en u hebt hem met een kluitje in het riet gestuurd. Waarom gelooft u nu de politie en de buurvrouw wel? Nadat u enigszins sussend en excuserend op zijn verwijten hebt gereageerd, toont hij zich bereid tot mede-

werking en een nieuw gesprek. Hij hoopt dat u nu wél wat voor zijn broer
zult willen en kunnen doen.

**Nog iets meer
over zijn voor-
geschiedenis**

Nordine is op vijftienjarige leeftijd naar Nederland gekomen. Hij is de oudste
zoon van het gezin. Zijn vader is een eerste generatie 'gastarbeider' die toen
al meer dan tien jaar in Nederland werkte, terwijl moeder met vier kinderen
in Marokko, in een dorp nabij Nador, woonde. Nordine heeft daar lager onderwijs genoten, met daarna enig vervolgonderwijs, 'zoiets als de mavo'.
Toen het gezin naar Nederland kwam, kon Nordine eigenlijk helemaal niet
in het vervolgonderwijs terecht, omdat hij eerst bijna twee jaar nodig had
om Nederlands te leren en hier gewend te raken. Hij heeft indertijd gewerkt
als afwasser en schoonmaker, maar werd ontslagen vanwege frequente afwezigheid. Jarenlang zat hij vooral veel thuis, deed klusjes voor zijn moeder en
bleef de rol vervullen die hij in Marokko als oudste zoon, bij afwezigheid
van zijn vader, op zich had genomen. Maar nu was vader weer gewoon
hoofd van het gezin. In die periode ontstonden veel ruzies tussen vader en
moeder en tussen vader en de kinderen. Nordine was vaak ziek. De ouders
vonden dat hij, toen hij achttien werd, moest trouwen met een achternichtje
dat nog in Marokko woonde. Hij heeft aan die opzet enige tijd meegewerkt,
maar werd ziek toen het echt tot een huwelijk zou komen. Men heeft hem
ook daarna 'niet aan de vrouw' weten te brengen. Zijn vader is bitter teleur-
gesteld in hem, verwijt hem zijn lakse gedrag en is nog steeds vaak erg boos
op hem. Met zijn moeder kan hij nog steeds goed overweg. Sinds zeven jaar
woont hij op zichzelf. Hij heeft alleen contact met moeder en zijn broer en
zusjes, als vader niet thuis is.

Eerder – negen jaar geleden – werd hij via de spoedeisende hulp, waar hij
in erg opgewonden toestand door de familie was gepresenteerd, opgenomen
op de psychiatrische afdeling van een algemeen ziekenhuis (PAAZ) met een 'geagiteerde depressie, mogelijk in het kader van een bipolaire stoornis' en daarna nog eens met een 'nagebootste stoornis, mogelijk met schizoïde en ontwijkende persoonlijkheidstrekken'. Men vond tijdens deze tweede opname dat hij
voortdurend erg vreemd deed en zich geagiteerd gedroeg, maar in gesprekken
vaak volstrekt normaal overkwam. Men had de indruk dat er behalve veel
'functionele' lichamelijke klachten ook vooral sprake was van 'functionele'
psychiatrische symptomatologie.

Hij drinkt geen alcohol, maar rookt erg veel; vooral weed en hasj: meerdere joints per dag.

**De 'affaire' met
de buurvrouw**

Zijn woede op de (boven)buurvrouw blijkt ontstaan te zijn na een periode
dat ze heel aardig met elkaar omgingen. Hij deed regelmatig klusjes voor
haar, zette de vuilnis buiten, droeg haar fiets de trap op. Zij vond hem aardig, maar hield na enige tijd het contact af, omdat ze hem opdringerig be-

gon te vinden. Hij klopte vaak 's avonds laat aan en zij had het idee dat hij meer van haar wilde dan haar bedoeling was. Hij voelde zich door haar afgewezen, vernederd en gediscrimineerd.

Al snel na deze afwijzing beschuldigt hij de buurvrouw van nachtelijke orgiën die zijn rust verstoren. Ze ontvangt volgens hem 's nachts andere vrouwen en houdt bordeel. Het is daar boven zijn hoofd een hoerenbende. Volgens hem beïnvloedt de buurvrouw hem, waardoor hij 's nachts hevige pijnen krijgt en niet kan slapen. Eerst heeft hij de politie hierover gebeld, maar toen deze niks deed, is hij zelf actie gaan ondernemen en heeft hij een emmer vies zeepsopwater bij haar naar binnen gegooid om 'dat hondenhok en die zwijnenstal' te reinigen. Toen is hij door de politie – die zij na dit incident gebeld heeft – meegenomen, maar de volgende ochtend weer vrijgelaten.

De crisisdienst

U vraagt de crisisdienst de situatie van Nordine te beoordelen en spreekt met hem en zijn broer af dat u hem samen met een dokter komt bezoeken om zijn algehele toestand te beoordelen. Zijn broer zal bij deze visite aanwezig zijn.

Een arts-assistent en een sociaal-psychiatrisch verpleegkundige van de crisisdienst komen samen, wat meteen al misverstanden geeft, want Nordine denkt dat ze van de politie zijn en weigert ze binnen te laten. 'De dokter mag wel alleen binnenkomen.' Als u heeft uitgelegd dat ze echt niet van de politie zijn, maar een dokter en een verpleger, geeft Nordine aarzelend toe.

U legt nog eens uitdrukkelijk in heldere en eenvoudige bewoordingen aan de collega's van de crisisdienst uit wat er mis is: 'dat Nordine zich al heel lang erg ziek en ellendig voelt, dat hij veel pijnklachten heeft, dat hij zich niet goed in zijn hoofd voelt, dat hij het gevoel heeft door de omgeving beïnvloed te worden, vooral door de bovenbuurvrouw, die hem 's nachts lastig valt'. Zowel zijn broer als Nordine zelf bevestigen uw samenvatting van het verhaal. De arts-assistent van de crisisdienst stelt een aantal vragen. De antwoorden bevestigen het verhaal dat u kent. Er lijkt bij Nordine sprake te zijn van hardnekkige betrekkingswanen. Er zijn geen bewustzijnsschommelingen en hallucinaties worden ontkend.

U besluit – na enig onderling beraad – hem met de goede bedoelingen en onschuld van de buurvrouw te confronteren. De sociaal-psychiatrisch verpleegkundige vraagt de buurvrouw of ze een gesprek met Nordine in het bijzijn van de collega's aandurft. Ze wil dat wel, alhoewel ze zegt dat ze het wel eng vindt.

Nordine blijkt haar opmerkelijk genoeg – bij de directe confrontatie – niet meteen te 'herkennen' en reageert erg timide en schuw.

Toch blijft hij – wanneer u terug bent in zijn eigen woning – overtuigd van haar slechte invloed. Of 'misschien komt de beïnvloeding wel van een andere verdieping, van de buren van opzij', zegt hij nu.

U oppert dat het misschien nuttig is zijn woning te isoleren met bijvoorbeeld folie om de beïnvloeding tegen te houden. Ook zou hij misschien medicijnen kunnen krijgen om hem weerbaarder te maken tegen invloeden van buitenaf, want 'met zo'n angst valt toch niet te leven'. Hij wil het een en het ander wel proberen. Hij krijgt haloperidol (3 d.d. 1 mg) voorgeschreven en de arts-assistent en SPV'er zullen hem na een week opnieuw bezoeken. Zowel Nordine als zijn broer kunnen aarzelend met dit plan instemmen.

Problemen met psychiatrische diagnostiek en interventies bij allochtonen

Er doet zich bij de psychiatrische diagnostiek, de behandeling en de begeleiding in zo'n geval een aantal, elkaar versterkende, moeilijkheden voor op het gebied van taal, cultuur, referentiekaders, ingewikkelde familieverhoudingen en informatie over de voorgeschiedenis.

Bij verschillende groepen allochtonen blijkt de *taalvaardigheid* – ook na jaren verblijf in Nederland – vaak zeer beperkt. Een en ander hangt samen met toekomstverwachting, sociaal-economische omstandigheden, scholing, intelligentie en psychopathologie. Gastarbeiders kwamen met de bedoeling om voor korte tijd hier te werken en dan met het spaargeld terug te keren naar het land van herkomst. Veel Marokkanen en Turken handhaven dit perspectief nog na tientallen jaren, investeren in een huis in het dorp van herkomst en blijven die plek beschouwen als hun 'thuisfront'. Pas met gezinshereniging en sterkere integratie van hun kinderen in Nederland ontstaat de vervreemdende situatie dat de vader na soms meer dan twintig jaar nog nauwelijks en de moeder in het geheel geen Nederlands spreekt. Men spreekt in huis Berbers en de vrouw des huizes heeft geen sociale contacten buitenshuis. Lager of ongeschoold werk – vaak schoonmaken, afwassen enzovoort – levert minder directe noodzaak tot taalvaardigheid op. De sociale contacten van mannen spelen zich voor het grootste deel af in de eigen taalgroep: in het koffiehuis of de moskee.

Nordine woont al 23 jaar in Nederland, maar praat eigenlijk alleen maar met directie familieleden en dan alleen in het Berbers. Hij heeft wel Arabisch op school gehad – zelfs op 'mavo-niveau', vertelt zijn broer –, maar spreekt het niet goed en kan het niet schrijven of lezen. Hij heeft nooit echt scholing in het Nederlands gehad, beheerst het niet actief en begrijpt er klaarblijkelijk ook meestal weinig van. Omdat hij altijd 'ja' zegt als hij een vragende gezichtsuitdrukking ziet, ontstaan vaak misverstanden en ongenoegen. Zijn vocabulaire bestaat uit weinig meer dan 'pijn, ziek, eten, brood, euro, ja en dokter moet helpen'. Wanneer een Arabisch sprekende voorlichtster eigen taal en cultuur (VETC) die geen Berbers spreekt wordt ingeschakeld, blijkt een en ander. Zijn taalvaardigheid is dus in alle opzichten zeer beperkt.

Posttraumatische stress

Posttraumatische stress(stoornis) is bij met name asielzoekers meer regel dan uitzondering. Maar ook bij migranten die niet als vluchteling 'binnengekomen' zijn, is de kans op ernstige trauma's niet gering.

U vermoedt dat Nordine gedurende een periode tussen zijn vijftiende en zeventiende levensjaar – dus toen hij nog maar erg kort in Nederland was – seksueel misbruikt is en 'gewerkt' heeft in de homoprostitutie. Hij is toen een aantal keren gekomen met darmklachten, anale ontstekingen en via kweek vastgestelde (en behandelde) seksueel overdraagbare aandoeningen, zowel gonorroe als chlamydia.

Verschillende referentiekaders

Tussen allochtone hulpvragers en Nederlandse hulpverleners bestaan vrijwel altijd verschillende referentiekaders wat betreft ervaren van klachten, interpretatie van symptomen en ideeën over ontstaan van klachten en gewenste therapie.

Bij Noord-Afrikanen wordt geestelijke ontregeling nogal eens toegeschreven aan betovering of beïnvloeding door demonen en geesten en dan benoemd als 'S'hur' of 'Djinn'. Bij Surinamers spreekt men van 'Winti', bij Antillianen en Afrikanen van 'Voodoo'. Vaak spelen schaamte en angst voor gezichtsverlies een grote rol bij het ontstaan en voortbestaan van de toestand.

De broer van Nordine benoemt de verschijnselen van zijn broer op een gegeven moment als 'Voodoo' (hij gebruikt deze term en niet de te verwachten term 'Djinn'). Hij denkt dat zijn broer betoverd is en onder invloed staat van geesten of demonen. Wanneer Nordine gevraagd wordt wat hij hier zelf van denkt, blijkt hij er ook van overtuigd te zijn dat er sprake is van Voodoo en beïnvloeding door demonen of geesten die het op hem gemunt hebben. Hij weet niet wanneer of waardoor dat is ontstaan. Nordine heeft in Nederland al verscheidene wonderdokters bezocht. Hij is zelfs bij Jomanda in Tiel geweest en heeft ettelijke keren in Marokko lokale religieuze genezers en bedevaartplaatsen bezocht om 'de boze geest' uit te drijven. Hij is bereid daar heel veel geld voor te betalen, heeft in de familie geld geleend en krijgt nu problemen omdat hij dat niet terug kan betalen. Hij denkt dat er sprake is van een heel sterke demon, want het blijkt niet eenvoudig die weg te krijgen. Het zou volgens hem te maken kunnen hebben met zijn ongetrouwde toestand: dat hij niet is ingegaan op de wensen van zijn familie om hem te laten trouwen met een vrouw die ze geschikt voor hem vonden. Hij weet ook niet waarom hij dat niet wilde. Hij denkt 'dat die vrouw niet goed voor hem was'.

In de praktijk komt het regelmatig voor – soms na overspel met jaloezie – dat iemand een huwelijk kapot dreigt te toveren of zorgt dat er geen kinderen komen. De betrokkene gaat dan naar een genezer (Turken naar een 'hoca', Surinamers naar een 'bonuman' en Marokkanen naar een 'fkih') om de betovering van het 'boze oog' ongedaan te maken.

Familie-
verhoudingen

Er bestaan vaak complexe en ondoorzichtige *familieverhoudingen*, met gearrangeerde huwelijken binnen de familie en een traumatische voorgeschiedenis met vetes tussen families die moeilijk boven water te krijgen zijn.

Het ongetrouwd zijn en blijven van Nordine is binnen het gezin, en met name voor de vader, een ernstige frustratie. Het heeft in de familie tot veel ruzie, gezichtsverlies en schaamte geleid. Het vermoeden van de huisarts omtrent de periode in de homoprostitutie en mogelijke homoseksualiteit lijken in het geheel niet bespreekbaar.

Er is bovendien nogal eens sprake van een onzekere *legale en maatschappelijke status*, die een belangrijke stressfactor en risicofactor vormen voor het optreden van psychiatrische stoornissen.

Nordine heeft een bijstandsuitkering, maar die komt steeds in gevaar omdat de sociale dienst veronderstelt dat hij feitelijk bij zijn ouders woont. Hij heeft wel een eigen woning, maar eet meestal bij zijn moeder, die ook zijn was doet, en blijft daar ook nogal eens slapen. Hij verschijnt vaak niet op oproepen voor controle en gedraagt zich zeer afwerend bij gesprekken waarin men hem probeert te wijzen op zijn sollicitatieplicht of hem scholing aanbiedt. Zelfs zijn verblijfsvergunning is hij, door niet op een oproep van de vreemdelingenpolitie te reageren, al eens kwijtgeraakt.

Reële of vermeende *(rassen)discriminatie* speelt onder allochtonen een grote rol.

Nordine voelt zich voortdurend gediscrimineerd en vernederd. Hij interpreteert onbegrip in zijn omgeving al snel als onwil en minachting. Overigens is het ook zonneklaar dat hij niet met respect behandeld wordt, zowel door personen uit zijn eigen familie en cultuur als door autochtone Nederlanders met wie hij te maken krijgt. Hulpverleners – ook artsen – onderschatten waarschijnlijk de mate waarin discriminatie plaatsvindt en hun eigen aandeel daarin fors. We zijn geneigd de aantijging verontwaardigd van de hand te wijzen, wanneer een patiënt ons ermee confronteert. Een verstandigere benadering is waarschijnlijk – na erkenning van de mogelijkheid – de patiënt te vragen met concrete aanwijzingen te komen en die te melden, opdat het besproken kan worden.

Verwijsbaarheid   Er is meestal sprake van moeilijke *verwijsbaarheid* van allochtonen met psychosociale problemen en psychiatrische problematiek vanwege de ontbrekende motivatie en lage verwachtingen van de patiënt en het niet beschikbaar zijn van specifieke deskundigheid of het niet 'ingespeeld zijn op' de specifieke problemen van allochtone doelgroepen in de geestelijke gezondheidszorg.

Epidemiologisch bestaan er forse verschillen in het *voorkomen van psychopathologie* tussen autochtone en verschillende allochtone populaties. De incidentie van schizofrenie is wereldwijd hetzelfde; de prevalentie varieert echter sterk. Het beloop van deze aandoening is sterk afhankelijk van 'culturele' factoren. De prevalentie is in 'derdewereldlanden' lager. Psychotische stoornissen komen bij Marokkanen in Nederland vier tot vijf keer vaker voor vergeleken met de oorspronkelijk Nederlandse populatie. Ook bij Surinamers en Antillianen is het percentage veel hoger dan bij autochtone Nederlanders. Bij Turkse immigranten is dat overigens niet het geval! Er bestaat waarschijnlijk een samenhang met de af- of aanwezigheid van stabiele familiebanden en de hechtheid en stabiliteit van het sociale netwerk. Ontworteling en gebrek aan sociale ondersteuning maken veel latent aanwezige psychotische stoornissen zichtbaar en beïnvloeden het beloop in negatieve zin.
    Migratie is een sterke risicofactor voor de ontwikkeling van schizofrenie. Het is een fenomeen dat niet verklaard kan worden door selectieve migratie, zoals men eerder dacht. Er is sprake van een wisselwerking tussen erfelijke en culturele factoren. Ook tweede-generatie-immigranten hebben een verhoogd risico!
    Belangrijk bij de hulpverlening aan allochtonen is het leggen en opbouwen van contact met *sleutelfiguren* uit de omgeving. Dit kan een familielid (vader, oom of oudere broer) of vriend zijn met autoriteit en aanzien. Een dergelijke 'godfatherfiguur' heeft het vertrouwen van

familieleden en vrienden van de patiënt en kan de arts-patiëntrelatie faciliteren. In de Antilliaanse, Afrikaanse en Surinaamse Creoolse cultuur zal dat vaak een vrouw zijn die als oermoeder binnen een uitgebreid familieverband fungeert. Wanneer medicatie wordt voorgeschreven, zorgt deze man of vrouw er bijvoorbeeld voor dat deze ook genomen wordt.

De psychiatrische diagnose van Nordine

Nordine is op een kwetsbare leeftijd – in de puberteit – naar Nederland gekomen. De vraag is hoe hij daarvoor in Marokko functioneerde en of er in de vroegere kindertijd en jeugd al problemen waren. Al vanaf het begin van zijn verblijf in Nederland is het niet goed met hem gegaan. De schakelklas waarin hij Nederlands had moeten leren mislukte en het ging daardoor mis in het lager beroepsonderwijs. Hij vond ook weinig aansluiting bij leeftijdsgenoten, niet bij Marokkaanse kennissen en al helemaal niet bij Nederlanders. Hij is hier nooit 'thuisgeraakt' en heeft zich nooit thuis gevoeld.

Er zou bij Nordine sprake kunnen zijn van een *persisterende depressie of van dysthymie* als we vooral op de stemming focussen. Er is daarnaast waarschijnlijk sprake van persoonlijkheidsproblematiek met *ontwijkende, afhankelijke en schizoïde trekken*, of van een *paranoïde persoonlijkheidsstoornis*. Gezien zijn achterdocht en verdachtmakingen naar de buurvrouw toe is er zeker ook sprake van denkstoornissen met een hardnekkige *betrekkingswaan*. De diagnose zou dan een waanstoornis *van het erotomane type* zijn. Mogelijk is er toch sprake van schizofrenie of van een schizo-affectieve stoornis. Dat is ook overwogen bij een eerdere opname. Bij een psychiatrisch consult op de spoedeisende hulp werd op basis van zijn inconsistente gedrag en claimende klachtenpresentatie besloten tot de diagnose 'nagebootste stoornis bij niet nader gespecificeerde persoonlijkheidspathologie'. Er is tevens sprake van chronisch overdadig gebruik van weed en hasj. De hasj zou psychotische symptomen uit kunnen lokken, al zou het – omgekeerd – zo kunnen zijn dat de hasj gebruikt werd als 'zelfmedicatie' om de angst en onrust die de wanen teweegbrengen te dempen. Hasjgebruik verhoogt de kans op ontwikkeling van schizofrenie fors!

Zijn conditie en functioneren

Zijn algemene fysieke conditie is slecht, met een dito longfunctie en chronische maag-darmproblemen. Zijn voedingstoestand is uitgesproken slecht met een fors ondergewicht (hij weegt nog geen vijftig kilo bij een lengte van 169 centimeter) en vitaminegebrek.

Hij functioneert maatschappelijk heel slecht, leeft in een marginale toestand, kan zichzelf eigenlijk helemaal niet redden en leeft als een (klein) kind onder de hoede van zijn moeder.

Cultuursensitief diagnosticeren

De psychiatrische diagnostiek bij veel groepen allochtonen is allerminst eenvoudig. Er moet rekening gehouden worden met de achtergrond van en context waarin stoornissen in beleving en gedrag zich voordoen. Wordt het door de deskundige hulpverlener als afwijkend bestempelde – bijvoorbeeld het horen van stemmen of het uitvoeren van bepaalde rituele handelingen – ook in de 'natuurlijke omgeving' van de patiënt als abnormaal beschouwd? Als we een voorbeeld uit onze eigen cultuur nemen: menige gereformeerde voorganger zegt 'geroepen te zijn tot het woord'. Een (niet-gelovige) Nederlandse psychiater zal dat niet als psychopathologie bestempelen. Bij Surinaamse patiënten doet zich een dilemma met een soortgelijke achtergrond regelmatig voor: is het een psychose of is het winti? Vaak kunnen mensen uit de familie of een betrouwbare bunoman hierover richtinggevende uitspraken doen.

Het is de vraag of in dit geval een interpretatie van de symptomen en problemen die de in de cultuur van herkomst van Nordine gehanteerde interpretatiekaders van 'betovering' in de beschouwing opneemt, ons verder brengt. Nordine noemt zichzelf herhaaldelijk betoverd en zoekt ook hulp bij personen die over magische krachten zouden beschikken en de betovering of bezetenheid ongedaan zouden kunnen maken. Zijn verzet tegen of onvermogen om te komen tot een huwelijk hebben in zijn cultuur ernstigere consequenties dan in een Nederlandse familie, waar men een (al dan niet homoseksuele) vrijgezel niet als abnormaal beschouwt.

Verdere diagnostiek en begeleiding

Er wordt afgesproken dat de sociaal-psychiatrisch verpleegkundige de behandelcoördinator wordt en hem wekelijks zal zien. De artsassistent psychiatrie zal een aantal keren meekomen en de casus bespreken met zijn supervisor, die ervaring heeft met 'transculturele diagnostiek'. Deze psychiater zal eventueel Nordine ook een keer zien. Het lijkt zinvol en aangewezen op korte termijn een gezinsgesprek te organiseren, in ieder geval met de beide ouders, om beter zicht te krijgen op de situatie, met name op de getroubleerde verhouding tussen Nordine en zijn vader. Psychoactieve medicatie zal uitsluitend via de arts-assistent psychiatrie worden voorgeschreven. De huisarts zal de somatische zorg houden.

Een zee van vrije tijd...

Een aantal weken later staat Nordine op een dosis antipsychotica. Zijn paranoïde wanen verbleken hiermee en de middelen geven geen noemenswaardige bijwerkingen. Hij blijft bij de huisarts oxazepam 'claimen', omdat hij dat als medicijn voor zijn buik beschouwt, terwijl deze vindt dat de slaapmedicatie en de tranquillizers 'onder de psychiatrie' vallen. Hij blijft ook voortdu-

rend maagklachten houden. De sociaal-psychiatrisch verpleegkundige zal nog eens nagaan waar en wat hij eigenlijk eet. Nordine is moeilijk tot zinvolle dagbesteding te brengen. Op het dagactiviteitencentrum voelt hij zich niet thuis, maar hij mag met zijn vader niet mee naar het koffiehuis. Vader schaamt zich in feite voor Nordine, omdat vrienden altijd vragen wat er met hem aan de hand is. Er wordt gezocht naar een passende opvang en zinvolle besteding van de zee aan 'vrije' tijd waarin hij ronddobbert.

Literatuur

Borra Ria, Dijk Rob van, Rohlof Hans. Cultuur, classificatie en diagnose. Cultuursensitief werken met de DSM-IV. Bohn Stafleu Van Loghum. Houtem/Diegem. 2002.

Jong JTVM de & M van den Berg. Handboek Transculturele Psychiatrie en Psychotherapie. Swets & Zeitlinger. Lisse. 1996.

Meekeren E van, Limburg-Okken A & R May (red.) Culturen binnen psychiatriemuren. Boom. Amsterdam. 2002.

Sterman Django. Een olijfboom op de ijsberg – een transcultureel-psychiatrische visie op en behandeling van de problemen van jonge Noord-Afrikanen en hun families. Nederlands Centrum Buitenlanders. Amsterdam/Utrecht. 1996.

Selten JP, Veen ND, Feller WG, e.a. Incidentie van schizofrenie bij autochtonen en allochtonen in Den Haag. Ned Tijdschr Geneesk 2001; 145: 1647-51.

Casus

De alfahulp van mevrouw De Boer belt, omdat ze zich ongerust maakt over de toestand van haar cliënt. De hulp vindt dat mevrouw achteruitgaat: 'Ik krijg haar de laatste tijd niet meer uit bed, dokter, anders deden we altijd samen boodschappen, maar dat wil ze niet meer en ze eet haar eten niet op. Ze zegt van die rare dingen: dat het voor haar niet meer hoeft, dat ze geen hulp meer nodig heeft, omdat ze afgeschreven is. Ze wil haar enige dochter niet meer zien, want die bemoeit zich te veel met haar en heeft iets verkeerds gezegd.'

De thuishulp komt iedere ochtend bij mevrouw om de medicijnen uit te zetten en haar even 'op gang te helpen'. Ze treft haar de laatste tijd 's ochtends gekleed in bed aan. Maar ook wel eens later op de dag in peignoir in de stoel voor de televisie, omdat 'aankleden de moeite niet meer waard is'. Mevrouw De Boer klaagt over pijn in de lendenen en moeheid. 'Zo gaat het echt niet langer hoor, dokter,' zegt de alfahulp. 'Volgens mij is ze aan het dementeren; er moet nu toch iets gedaan worden.'

Wat doet u met deze melding?

U besluit maar eens bij mevrouw De Boer op bezoek te gaan en neemt van tevoren even de u tot nu toe bekende geschiedenis door.

U kent haar al jaren als een wat zonderlinge vrouw. Ze is eenzelvig, schuwt mensen uit de buurt, 'want dat heeft me nog nooit wat goeds gebracht'. Ze wil niet in het verzorgingshuis eten, wil dat zelfs niet met Kerst als men haar daarvoor nog eens uitdrukkelijk uitnodigt – ze is liever op zichzelf. Verder weigert ze aan de daar georganiseerde sociale activiteiten mee te doen, ook nadat ze er – na een heupfractuur drie jaar geleden – vijf weken op de wijkziekenboeg 'op kracht is gekomen'. Overigens betrekt ze sindsdien wél vijf keer per week maaltijden uit dat verzorgingshuis.

Achttien jaar geleden schreef u op de 'groene kaart': 'Doet wat merkwaardig en nerveus; heeft blauwe plekken van aspirinegebruik; heeft altijd hoofdpijn; advies: stop Aspro®-bruis.' Een jaar later schreef u: 'Doet wat paranoïd en verward, leeft erg geïsoleerd.' Ze kwam toen met pijn in de heup, 'maar daar kunt u zeker ook niks aan doen, dokter, ouderdom zeker, nou dan ga ik maar weer.' U kreeg niet de gelegenheid een röntgenfoto – u dacht aan coxartrose – voor te stellen of nader te informeren naar de beperkingen die de klachten haar bezorgden. Ze wilde even laten horen dat ze pijn had en wilde er alleen maar wat pilletjes voor. Ze reageerde direct afwerend toen u begon over het aspirinegebruik van het jaar ervoor. Weer drie jaar later kwam ze omdat 'de knie nog niet beter is'. Toen u opmerkte dat u dacht dat het over de heup ging, reageerde ze boos: 'Nee, echt niet hoor, het was de knie; u denkt toch niet dat ik dement ben?' U noteerde dat u haar nogal nerveus vond, maar wel redelijk verzorgd. U had inderdaad dementering overwogen vanwege haar gedrag, maar had al snel die diagnose verlaten na een paar oriënterende vragen, waaruit bleek dat ze maar al te goed besef van plaats, tijd en persoon had. U ging daarna zo nu en dan langs, 'zomaar, om eens poolshoogte te nemen, een vinger aan de pols te houden'. Ze reageerde elke keer enigszins verbolgen. 'Zo, u hier, nou ik heb u niet nodig hoor, dat u uw tijd niet beter besteedt dan met het achternalopen van gezonde mensen, ik dacht dat dokters het zo druk hadden.' U kreeg wel elke keer een chocolade-koekje en ze bood koffie aan die u – want dat gaat zeker een half uur kosten – meestal niet accepteerde. Het is een vrouw met een wat hoekig karakter met scherpe randjes.

Een uitgebreide voorgeschiedenis

Een volgende keer – acht jaar geleden en we zijn inmiddels alweer zeven jaar verder in de tijd – werd u geroepen via de thuiszorg. Ze kwam niet meer uit bed, gaf over en had buikpijn. Ze wilde de gordijnen niet meer openen. Ze wilde absoluut niet opgenomen worden en wilde ook geen bloedonderzoek, 'ach dokter, ik ben al zo oud, al bijna 93 [ze was toen 79!], dat is de moei-te niet meer waard hoor, ik ben afgeschreven; ik vind het goed dat u komt, maar u moet me geen ellende bezorgen.' U wilde haar 'geen ellende bezorgen en niets opdringen'. U mocht wel een plasje meenemen voor onderzoek; ze had een troebele plas: een blaasontsteking. Ze kreeg een antibioticakuur van twee weken en klaarde zienderogen op!

U ging er – in die periode – twee keer per week langs, zat dan een tijdje aan haar bed, probeerde haar te verleiden tot opstaan en tot het openen van de gordijnen. Na twee weken zat ze weer op, kreeg u weer koekjes en wilde ze dat u koffiedronk, wat u nu wél deed. Ze vertelde dat haar broer in Ar-gentinië zes weken geleden was overleden en dat ze haar zus na meer dan vijftig jaar weer gesproken had. 'We hadden dan wel weinig contact, maar ja, het voelt nu wel erg alleen; van ons elven is er nu bijna niemand meer over, dokter; ik ben een relikwie, je zit iedereen in de weg.' Ze vertelde dat ze liever dood was en vaak dacht dat ze maar liever 's ochtends niet meer wak-ker werd. Het valt haar elke ochtend tegen dat er toch weer een dag begint. U hebt toen overleg gehad met de 'ouderenzorg', maar ze liet de zuster die een intake wilde komen doen niet binnen. Het acute – delirante – beeld van verwardheid bij een blaasontsteking en de ergste neerslachtigheid naar aanlei-ding van het overlijden van haar broer verdwenen. Maar haar voortdurend wat geagiteerde sombere, chronische 'ontstemming' bleef. Ze accepteerde geluk-kig – tot uw geruststelling – wel de thuiszorg die u aanvroeg.

Uw bezoek

U bezoekt haar (anno nu), waarbij u direct zegt dat u van de zorg van de alfahulp gehoord hebt en poolshoogte komt nemen. Ze zegt dat ze 'geen klachten, maar gewoon nergens zin meer in' heeft, dat ze het wel gezien heeft en dat ze 'echt niet naar een eeuwig leven verlangt'. Ze is nogal afwerend en negatief, maar ze biedt u koffie aan. U praat nog wat met haar door over haar levenssituatie, waarbij ze geen gewag maakt van de door de thuishulp gemelde 'toestand' met de dochter. 'Met mijn dochter gaat het prima, maar ze heeft het erg druk, zo gaat dat tegenwoordig, dus dan zie je ze niet veel.' Fysiek is ze – mede gezien haar hoge leeftijd, ze is inmiddels 87 (!) – eigenlijk heel vitaal. U merkt op dat haar hardhorendheid is toegenomen en ze zegt dat ze de krant niet meer leest, 'want daar staat toch niks bijzonders meer in tegenwoordig', waarbij u zich afvraagt of haar visus niet slechter wordt vanwege staar. Ze gebruikt plaspillen, vanwege enige decompensatio cordis die bij de eerdere opname vanwege haar heup werd geconstateerd. Haar bloeddruk is 162/92: alleszins redelijk.

Hoe nu verder?

Voorlopig laat u het hier even bij, maar u bent er toch niet helemaal gerust op en besluit binnenkort nog eens langs te gaan. U hebt daarbij een aantal overwegingen. U vraagt zich af of ze misschien toch niet weer depressief is of een depressie heeft. U zet dus in de agenda dat u over twee weken nog eens langsgaat en noteert dit ook in het logboek van de thuishulp, met de vraag aan de alfahulp of ze u wil bellen als er zich veranderingen of bijzonderheden voordoen.

Depressies bij ouderen

Herkenning en diagnostiek van depressie bij ouderen zijn (nog) problematischer dan bij – jongere – volwassenen vanwege comorbiditeit, aspecifieke symptomatologie en het (te) lang toeschrijven van symptomen aan 'normale veroudering' ('diagnostische overschaduwing').

Bij ouderen kenmerkt een depressie zich in eerste instantie vaak niet door somberheid, maar door meer 'negatieve' symptomen: het interesseverlies (in zichzelf en de omgeving). Depressies bij ouderen gaan bovendien vaak gepaard met veel comorbiditeit in de vorm van lichamelijke ziekten, maar ook met angstklachten en cognitieve achteruitgang. Het beeld is daardoor anders gekleurd of vertroebeld en moeilijker als depressie herkenbaar. Men spreekt ook wel van een **frailty cluster**: het samen optreden van lichamelijke ziekte, immobiliteit, gestoorde ADL-functies, dementie en depressie. Op de voorgrond staan klachten als moeheid, lusteloosheid, traagheid, bewegingsarmoede en afvallen. We spreken dan van een **depletion syndrome**.

Meestal spelen zowel meerdere stressoren als een verhoogde kwetsbaarheid een rol bij het ontstaan van de depressie. De betekenis en het effect van verlieservaringen bij ouderen zijn anders dan op

jongere leeftijd. Sommige ervaringen, zoals het verlies van leeftijdge-
noten, horen simpelweg bij de hoge leeftijd en worden vaak als vanzelfsprekend geaccepteerd (oma kan iedere maand opgewekt verslag
doen van een begrafenis!). Life events die bij 'jongeren' tot depressies
leiden, doen dat bij ouderen vaak niet. Leeftijd op zich is geen risicofactor, wel het voorkomen van allerlei stressoren, zoals verhuizing,
verlies van een partner of lichamelijke ziekte. Mannen zijn kwetsbaarder, met name voor het verlies van een partner. De prevalentie van
depressie bij vrouwen is ook op oudere leeftijd hoger: vrouwen worden meer blootgesteld aan een scala van risicofactoren. De prevalentie van depressie is op bejaarde leeftijd 10 à 15%.

Depressie en leefomstandigheden van ouderen

Veel ouderen raken in een sociaal isolement, het sociale netwerk
neemt 'natuurlijk' af. Mogelijk is dit in grote steden een relatief vaker voorkomend probleem, maar de algemene tendens tot verder
weg verhuizen – naar buiten de stad of streek waar men geboren en
getogen is en internationale migratie – maakt het tot typisch 'probleem van deze tijd'. Men neemt oma niet meer in huis. Huisartsen
in Amsterdam worden geregeld op maandag gebeld door bezorgde
kinderen uit Lelystad of Hoorn, die in het weekend geconstateerd
hebben dat het met 'moeder zo niet langer gaat'. Ze verwachten van
de huisarts actie, want zij hebben zelf geen tijd om voortdurend op
haar te letten.

Het beloop van depressies bij ouderen

Het te verwachten herstel van oudere patiënten die opgenomen worden met een depressie is ongeveer 50-70%. Bij langere follow-up (van
1,5-3,5 jaar) is de prognose slechter; men komt dan op herstelpercen-
tages onder de 40. Met name bij psychotische depressies valt een langere opnameduur, een slechter volledig herstel en een grotere kans op
recidief te verwachten. Het gaat dan niet alleen om de stemmingsstoornissen op zich, maar vooral ook om de verminderde zelfredzaamheid. Een goede en intensieve nazorg is van het grootste belang. Naast
de voortzetting van de medicamenteuze behandeling is ook de begeleiding om iemands functioneren op peil te houden belangrijk. Depressie is – met name bij ouderen – een ernstig invaliderende ziekte!

Lichamelijke toestand en depressie bij ouderen

Immobiliteit, bedreiging van de lichamelijke integriteit en verlies van
controle over het leven zijn vaak aanleiding voor het ontstaan van
een depressie bij ouderen. Er is niet zozeer sprake van een causaal
verband in één richting, maar van een circulair verband. Depressie
en lichamelijke ziekte versterken elkaar. Depressie bij ouderen heeft
sterke – met somatische ziekten als diabetes, decompensatio cordis

of COPD vergelijkbare! – effecten op het welbevinden en functioneren.
    Bij ouderen is op den duur soms sprake van uitputting, wanneer ondervoeding, vitaminegebrek en uitdroging niet tijdig gesignaleerd worden. De morbiditeit, maar ook mortaliteit, bij (zelfs milde!) depressie is bij ouderen fors verhoogd.

Hoe betrekt u deze gegevens op de situatie van mevrouw De Boer?

Bij mevrouw De Boer is een aantal stressoren aanwezig. Het recente verlies van haar laatste zus, fysieke beperkingen (coxartrose aan de niet-geopereerde zijde) die haar minder mobiel maken en mogelijk cerebrovasculaire factoren: ze maakte waarschijnlijk een aantal TIA's door in de afgelopen jaren. Ook is er een aantal kwetsbaarheidsfactoren, zoals het gebrek aan sociale steun en zorg plus persoonlijkheidsproblematiek en psychopathologie die al langer, mogelijk levenslang, bestaan. Ze is altijd al erg achterdochtig geweest met ontwijkende trekken.

Mevrouw De Boer, geboren als Urtha Neumann, was een – in de jaren dertig uit Rheinland-Westfalen – naar Nederland gekomen Duits dienstmeisje. Ze trouwde met een eveneens naar Amsterdam geëmigreerde Friese jongen. Ze had in die jaren veel last van heimwee, kon moeilijk wennen. Na de oorlog had ze het erg moeilijk, omdat ze vaak als 'vuile moffin' bejegend werd en zich voortdurend afgewezen voelde. Dit krenkte haar des te meer, omdat haar man – met haar steun – in het verzet gezeten had. Meer dan vijftig jaar na dato kan ze hier nog met woede over praten. 'Duitsland deugde niet, maar Nederlanders deugden over het algemeen ook niet.' Eind jaren veertig is ze een aantal keren 'overspannen' opgenomen geweest op 'Paviljoen 3' (de toenmalige psychiatrische kliniek van het Wilhelmina Gasthuis – voorloper van het AMC). Ze was dan erg depressief en ontregeld.
    'Mijn man heeft het niet gemakkelijk met me gehad hoor, dokter, die had een betere vrouw verdiend.' Ook hebben ze veel verdriet gehad vanwege de onvervulde kinderwens na de geboorte van hun eerste dochter. Ze kan eigenlijk alleen maar met wrok over haar leven praten. Ze schetst een gemankeerd en onvervuld bestaan. 'Dat ik zo en zo oud heb moeten worden, dokter, het is een straf van God.'

Heeft mevrouw De Boer een depressie?

Er bestaan sterke aanwijzingen voor een (recidief van een) depressie bij mevrouw De Boer. Haar uitlatingen over haar stemming en gemoedstoestand wijzen erop, maar ook haar verdere gedrag. Ze is somber en negativistisch, heeft nergens zin meer in. Daarnaast heeft ze problemen met haar eetlust, slaapproblemen en ze is (wederom) fors afgevallen. Er zijn, zoals al vermeld, ook nogal wat uitlokkende factoren voor dit recidief.

Het patroon van haar recidieven beschouwend zou er bij haar sprake kunnen zijn van een nieuwe depressieve episode – mogelijk met of mede op basis van dementering. Het gaat om een vrouw die bovendien al dysthym of chronisch depressief was en veel depressieve, vermijdende en paranoïde persoonlijkheidstrekken heeft. Het is – gezien haar voorgeschiedenis en huidige situatie – niet gemakkelijk een aanpak voor deze episode te formuleren.

U bespreekt aan het eind van de middag deze visite nog eens met de huisarts in opleiding – het lijkt u een leerzame casus – en bedenkt dan dat u het niet wilt laten bij een volgende visite over twee weken.

Consultatie

U neemt opnieuw contact op met de afdeling ouderenzorg, overlegt met de ouderenpsychiater, omdat u hulp wilt bij het opzetten van een behandelplan. Hebben antidepressiva bij deze vrouw nog zin, welke geef je dan bij zo'n oude dame? En in hoeverre moet je de al vóór deze – inmiddels toch ook wel chronische – depressie bestaande psychopathologie 'meetellen' in je beleid?

De geconsulteerde collega denkt met u mee en zegt dat je ook op deze leeftijd best antidepressiva kunt geven. Zij suggereert dat de 'modernere', vooral vanwege het bijwerkingsprofiel, dan de voorkeur hebben. Zij vraagt zich – hardop denkend – af of antipsychotica hier als aanvulling nuttig kunnen zijn. Misschien is het toch wel beter om eens sámen met haar te gaan praten: u hebt de 'ingang' en zij kan dan als consulent meekomen en beoordelen wat er nog meer over te zeggen valt. Terloops komt nog de lichamelijke toestand aan de orde: welke medicijnen gebruikt ze en is er recent nog aanvullend onderzoek gedaan? U spreekt af over twee weken samen bij mevrouw De Boer op bezoek te gaan.

Hoe wilt u de begeleiding vormgeven?

Bij de behandeling en begeleiding van depressies bij ouderen kan de huisarts een belangrijke functie vervullen. De vertrouwensrelatie is een elementaire en essentiële voorwaarde, evenals een actief steunende attitude. Het is erg belangrijk aandacht te besteden aan comorbiditeit, zoals visusverslechtering, slechthorendheid, incontinentie en sociaal isolement en vereenzaming.

Mevrouw De Boer blijkt slechthorend, maar ziet weinig heil in een nieuw hoortoestel, 'want dat kost alleen maar veel geld, en dat is op mijn leeftijd toch niet meer de moeite waard'. Bovendien heeft ze een buurman zien klungelen met zo'n schel piepend ding en dat hoeft voor haar niet. Voor haar incidentele stressincontinentie (ontstaan of gebleken na een griep met een persisterend kuchje) schaamt ze zich en ze verdoezelt deze door het verstoppen van de vuile onderbroeken. De thuishulp is bereid met haar naar de audicien te gaan en ze krijgt een hoortoestel aangemeten, dat haar goed bevalt. Ze is ook tevreden en blij met het door de thuishulp aangeschafte incontinentiemateriaal.

Het nut van 'surveillance' bij (hoog)bejaarden

De hulpverlener moet 'eropaf', actief contact zoeken en niet afwachten tot de toestand onhoudbaar is geworden vanwege vervuiling en overlast. Het is zaak de situatie beheersbaar te houden, de omgeving in te schakelen en rust in de toestand te brengen wanneer uitgebreidere diagnostiek en behandeling (nog) niet 'toegestaan' worden. Geduld en tijd zijn elementaire voorwaarden voor het leggen en onderhouden van een vruchtbaar contact.

De huisarts is onderdeel van het netwerk, niet per se de 'spin in het web', regisseur of zorgcoördinator. Er zijn vaak een heleboel instanties en personen bij iemand betrokken: de wijkagent, de woningbouwvereniging, diverse hulpverleners en eventueel vrijwilligers. De afdeling ouderenzorg van de regionale instelling voor ambulante geestelijke gezondheidszorg is beter geëquipeerd om de zorg te coördineren.

In de wachttijd

U wordt anderhalve week later – tijdens uw ochtendspreekuur – opnieuw gebeld door de alfahulp. Zij wil graag dat u snel langskomt, want ze heeft mevrouw 'in verwarde en vervuilde toestand' naast haar bed aangetroffen. Het ging de laatste dagen al niet zo goed: mevrouw De Boer heeft steeds haar eten laten staan en plaste een keer in bed. Terwijl tot vorige week de gordijnen 's morgens al open waren, zijn die nu dicht als de hulp komt. U gaat direct.

Nu is ze kennelijk uit bed gegleden of op de terugweg van het toilet naast het bed gegleden. Ze heeft in haar kleren – een nachtpon met een peignoir eroverheen – geplast. U helpt haar, samen met de hulp, in bed. Ze is verkleumd en verward, weet niet wat er gebeurd is, weet niet wat voor dag het is en praat incoherent. U moet uw vraag steeds herhalen en betwijfelt of ze het wel verstaat of begrijpt. Ze heeft geen pijn, zegt ze zelf. 'Het gaat wel goed hoor,' herhaalt ze steeds. 'Moet u geen kopje koffie dokter? Ada, zet jij eens een kopje koffie voor de dokter.' De thuishulp – ze heet Corrie (!) – vindt dat het toch zo niet gaat, er moet wat gebeuren. 'Zo gaat het echt niet langer dokter, want ik kan deze verantwoordelijkheid niet aan.'

Wat wilt u meer weten voor u verder kunt?	Welke medicatie gebruikt ze? Heeft ze koorts? Is ze bekend met diabetes? Is er sprake van obstipatie? Plasklachten? Wie is Ada? Is er sprake van een trauma aan hoofd, romp of ledematen? Wat staat er in het overdrachtsschrift of logboek van de thuiszorg/wijkverpleging? Is er familie die in de zorg betrokken is?

Wat voor onderzoek doet u nu?

U doet een algeheel lichamelijk onderzoek: bloeddruk, pols, motoriek extremiteiten, reflexen, vitale functies, auscultatie hart en longen, palpatie buik. U vraagt zich af of er geen somatische oorzaak op intern of neurologisch gebied is die deze plotselinge dramatische verslechtering van haar toestand kan verklaren. Er is zonder meer sprake van een ernstige en acute toestand die tot direct en actief ingrijpen aanleiding geeft. Het zou kunnen gaan om een cerebrovasculair accident met taal- en spraakstoornissen, om schildklierafwijkingen (hypo- of hyperthyreoïdie), om een ontregelde diabetes mellitus, om een blaasontsteking met mogelijk pyelonefritis of een pneumonie met secundair een delirant beeld. Een subduraal hematoom (ten gevolge van een val) valt ook nog te overwegen. Ook zou er sprake kunnen zijn van dehydratie mede door de 'plaspillen' met daarbij een hyponatriëmie. Wat dat laatste betreft is de 'voorafkans' op een tumor met hyponatriëmie als paracarcinomateus verschijnsel op zo een hoge leeftijd ook vrij groot.

Gaat het bij de 'verwardheid' om een waarnemings- of denkstoornis, een taalspraakstoornis of een bewustzijnsstoornis? Dat is eigenlijk op dit moment de meeste essentiële vraag om te kunnen besluiten hoe acuut de toestand is en hoe er verder gezocht moet worden.

Wat doet u?

U hebt eigenlijk nog erg weinig informatie, behalve het alarmsignaal van de bejaardenhelpster en uw eigen beperkte waarnemingen en onderzoek. U bent uit het ochtendspreekuur weggelopen en wilt deze visite daarom kort houden. Het is dus zaak snel een 'plan de campagne' te maken.

U overweegt een aantal alternatieven.

1 U wilt afwachten en zegt de alfahulp dat u de volgende dag nog eens terug zult komen. U vindt dat de toestand eens even geobserveerd moet worden en u zult overleggen over wat er dan verder moet gebeuren. Mogelijk gaat de hulp hiermee akkoord, maar de vraag is of mevrouw De Boer na het vertrek van de hulp, die maar ongeveer een half uur zou blijven, wel alleen kán blijven. Is die 'observatie' eigenlijk wel reëel? De hulp stelt dat er tot morgenochtend niemand meer over de vloer zal komen. Als mevrouw in een verzorgingshuis verbleef, of wanneer er directe familie in huis

was, zou een korte observatie of uitstel van actief handelen te overwegen zijn, maar nu is dat vrijwel niet verantwoord. Mogelijk dat een wijkziekenboegbed in het verzorgingshuis te overwegen is, wanneer dat snel te regelen is, maar met onvoldoende helderheid over de diagnose en prognose is het geen aantrekkelijk alternatief. U kunt nu nog nauwelijks iets omtrent prognose en beleid aan het hoofd verzorging voorleggen.

2 U weet met het verhaal en de directe observatie gewoon te weinig. U onderzoekt haar en vindt daarbij eigenlijk geen grove afwijkingen. Ze heeft gelukkig haar heup niet gebroken, maar kan toch niet echt stabiel op de benen staan. Bij onderzoek in bed lijkt de motoriek van armen en benen wel intact en er zijn geen afwijkingen van de reflexen. Ze heeft geen koorts. Ze is erg bleek en mager. U zou een aanvullend onderzoek aan kunnen vragen: laboratoriumonderzoek van bloed: BSE, Hb., leuko's, N.Gluc., creatinine, leverfuncties, Na, K, Ca, TSH, vit. B12, foliumzuur; van urine: eiwit, glucose, nitriet, leuko's en een microscopisch onderzoek van het sediment. U zou een röntgenfoto van de thorax kunnen laten maken.
De vraag is of het aanvullend onderzoek – dat op zich zeker wel relevant is – nog vandaag en thuis kan gebeuren. En wanneer zal de uitslag er dan zijn?
'En,' stelt de hulp, als u – hardop denkend – deze mogelijkheden de revue laat passeren, 'daar is mevrouw toch niet direct mee geholpen, wat schiet ik daar nou mee op?' U wordt direct nog weer even met beide benen op de grond, of zo u wilt, 'in een patstelling' geplaatst. In de in optie 1 gesuggereerde situatie zou het misschien als (tussen)stap te realiseren zijn.

3 U neemt opnieuw contact op met de afdeling ouderenzorg van de regionale instelling voor de ambulante geestelijke gezondheidszorg voor overleg met de al eerder geconsulteerde psychiater, met wie u deze week al bij mevrouw De Boer op bezoek zou gaan! Maar wat kunt u nu op dit moment van die afdeling of deze collega verwachten? Komt er vandaag direct een psychiater, assistent of sociaal-psychiatrisch verpleegkundige om de toestand in ogenschouw te nemen, of zullen ze 'een dossier aanleggen' met het opnemen van een aanmelding en dat op een van de volgende besprekingen op de agenda zetten, waarna een sociaal-psychiatrisch verpleegkundige de intake zal komen doen? U zult dan nog twee à drie weken moeten overbruggen.

4 U presenteert patiënte via de ambulancedienst op de spoedeisende hulp van het dichtstbijzijnde ziekenhuis. U schat de situ-

atie als ernstig en acuut in en een dergelijke actie heeft daarom
een zekere rechtvaardiging, maar u kiest daarbij wel een weinig
elegante en ongerichte oplossing. U vult de triage- en zeeffunctie
die u als huisarts hoort te vervullen, niet in en laat dat aan de
EHBO-arts.

5 U overlegt met een internist, een neuroloog of een psychiater. De
psychiater zal moeten beamen dat er sprake is van een acute en
ernstige psychiatrische crisis bij een chronisch-psychiatrische patiënte. Maar de vraag is of u bij deze specialist daarmee – op dit
moment! – aan het goede adres bent. Het is niet onredelijk dat
de psychiater u vraagt de aard en ernst van het onderliggend somatisch lijden te (laten) onderzoeken en behandelen. Zal de internist – op zijn beurt – u niet vragen of mevrouw toch niet een CVA
heeft of dementerend is? Straks zit men op de afdeling interne
met een 'verkeerd-bed-patiënt' die men moeilijk overgeplaatst
krijgt. (U denkt ook aan uw reputatie?!) Zal de neuroloog niet
bang zijn met een niet meer over te plaatsen CVA-patiënt op de afdeling te zitten en u doorverwijzen naar de internist of psychiater?

6 U presenteert de patiënte acuut bij de dagkliniek (psycho)geria-
trie, waar men multidisciplinair en integraal – internistisch, neurologisch, psychiatrisch en (neuro)psychologisch – onderzoek doet
in korte tijd, waarbij een goed beeld ontstaat van de fysieke en
psychische conditie van een bejaarde patiënt. Bestaat er een dergelijke afdeling bij u in de regio en heeft die afdeling ook bed-
den?

Presentatie bij een internist of geriater lijkt de meest wenselijke en
aangewezen optie; een dergelijke patiënt is ambulant of poliklinisch
niet of nauwelijks adequaat te onderzoeken en te behandelen en
moet acuut opgenomen worden.

Kan mevrouw
De Boer tegen
haar wil in
behandeling
opgenomen
worden?

Zowel de Wet Geneeskundige Behandelovereenkomst (WGBO) als de
wet Bijzondere Opneming Psychiatrische Ziekenhuizen (BOPZ) geven u
termen om haar – ook tegen haar uitgesproken wil in – te laten opnemen. De WGBO geeft u in zo'n geval voldoende termen om haar te
laten opnemen voor verder onderzoek. Het is niet alleen 'voor haar
eigen bestwil', maar er is ook een dringende medische noodzaak.
Ook als er geen sprake is van een gevaarscriterium volgens de BOPZ
('voor haarzelf of voor anderen'). Er is (al dan niet direct) levensgevaar aanwezig: zeer slechte lichamelijke conditie, slecht cognitief
functioneren, ernstige zelfverwaarlozing en maatschappelijke teloor-
gang. U hoeft natuurlijk niet in alle gevallen van uw wettelijke be-

voegdheid gebruik te maken. Stel dat iemand met een decompensatio cordis weloverwogen tot het besluit komt dat voor hem een opname niet (meer) gewenst is, kunt u in die wens van de patiënt inwilligen.

Einde van een
verhaal

In dit geval was er sprake van een delirant beeld ten gevolge van urosepsis met dehydratie, uitputting en (zelf)verwaarlozing bij een depressie bij een al psychiatrisch gestoorde – daarmee kwetsbare – oude dame. Een opeenstapeling van risicofactoren en stressvolle gebeurtenissen bij reeds langer bestaande kwetsbaarheid. Er is sprake van contactstoornissen, ze heeft nauwelijks een netwerk, leeft zeer geïsoleerd. Er bestaan familieproblemen in het verleden, al dan niet mede door haar zonderlinge gedrag ontstaan. Nu is ze naar aanleiding van een conflict met haar enige dochter in de put geraakt en heeft zichzelf verwaarloosd ('Ik ben nu echt helemaal alleen'). De urineweginfectie was de spreekwoordelijke 'druppel'... Deze kan op zich snel en effectief behandeld worden. Voor het delirante beeld kan ook symptomatische medicatie nodig zijn.

En hoe worden het vervolgtraject en de nazorg weer opgepakt? Gaat u door met de afdeling ouderenzorg, wanneer patiënte ontslagen wordt door de internist of is de 'regie' u uit handen genomen? Komt mevrouw weer naar huis, of gaat ze naar een verpleeghuis? Of komt ze – via de transferverpleegkundige of het ziekenhuismaatschappelijk werk – op de ziekenboeg van het verzorgingshuis terecht, waar u de zorg weer op u neemt?

Bedankt dokter!

Mevrouw Urtha de Boer-Neumann komt niet meer thuis. In het ziekenhuis klaart het delirante beeld al snel weer op, maar haar algehele mentale en fysieke conditie gaat toch achteruit. Ze raakt cardiaal gedecompenseerd en men vindt 'bij toeval' ook nog een darmtumor. En als men zoiets vindt, 'moet men er wat mee'. U hebt overlegd met de behandelend internist en chirurg. Gezien haar conditie is palliatief handelen vrijwel de enige optie. U ziet haar nog eens als ze zeven weken later naar een verpleeghuis is overgeplaatst. Ze kent u nog en is erg blij met uw belangstelling. Ze is niet optimistisch. 'Voor mij had het allemaal niet gehoeven dokter, maar u wordt toch bedankt voor alle moeite die u altijd voor me gedaan hebt.'

Literatuur

Beekman ATF, Geerlings SW, et al. The narural history of late life depression. A 6-year prospective study in the community. Arch Gen Psychiatry 2002; 59: 605-11.

Gaag-Haars AW van der. Woningvervuiling bij ouderen: een onderschat en complex probleem. Ned Tijdschr Geneesk 2000; 144: 2485-2487.

Heeren TJ, Kat MG, Stek ML (red). Handboek Ouderenpsychiatrie. (2e druk.) De Tijdstroom. Leusden. 2001.

Melick EJM van, Vries OJ de. Geneesmiddelen en ouderen: het delirium. Geneesmiddelenbulletin. 2002; 36: 73-78.

Meijer M, Stege G van der, Heeren ThJ, Slaets JPJ. Het beloop van een klinisch behandelde depressie bij ouderen. Ned Tijdschr Geneesk 1992; 136: 2067-2071.

Vestdijk Simon. Else Böhler, Duits dienstmeisje. (1e druk: 1935, Nijgh & Van Ditmar. Rotterdam.) De Bezige Bij. Amsterdam. 1935.

Weel GM van der, Dijk A van, Eekhof JAH, Olde Rikkert MGM, Scholtes ABJ, Veehof LJG, Jansen PGH, Eizenga WH. NHG-standaard Delier bij ouderen. Huisarts Wet 2003; 46: 141-46.

Wind AW, Gussekloo I, Vernooij-Dassen MJMJ, Bouma M, Boomsma MJ, Boukes MS. NHG-standaard Dementie. Huisarts Wet 2003; 46: 754-67.

Casus

Dennis Storms wil even langskomen en dat moet vandaag nog. Hij is door de drugsafdeling van de GGD gestuurd. Die hebben gezegd dat hij bij de huisarts terecht kan, omdat zij hem ook niet verder kunnen helpen: 'Dat is iets voor de huisarts, die medicijnen van jou, dat hebben ze gezegd.' Hij weet niet meer welke dokter het gezegd heeft. 'Maar die was wel van de GGD, die dokter.' Aldus Dennis vanuit een naburige telefooncel tegen de assistente, die zegt wel een afspraak te willen maken voor morgenochtend. Waarop Dennis losbarst dat ze geen kapsones moet maken en dat hij er zo direct aankomt.

Hij is er inderdaad binnen drie minuten en meldt op luide toon dat hij 'gewoon nu de dokter even moet spreken'. De dokter ziet zich genoodzaakt tot een 'gesprek', vraagt hem even mee te lopen naar de spreekkamer. Hij vraagt wat er aan de hand is en bij welke afdeling van de GGD hij is geweest. Wat volgt is een onduidelijk en onsamenhangend verhaal waarin Dennis' jeugd, zijn gevangenisverleden en zijn medicijngebruik terugkerende items zijn. Het gaat om slaapmiddelen, tranquillizers, methadon enzovoort. 'Die heb ik nodig, want anders ga ik door het lint, dan ontspoort er bij mij iets in mijn hersenen en word ik vreselijk agressief, dan sta ik niet voor mezelf in, dat heb ik al van jongs af aan.' Hij vertelt dat hij de medicijnen in de gevangenis ook altijd krijgt om hem rustig te houden en dat hij al meer dan zestien jaar in de lik heeft gezeten voor allerlei 'akkefietjes'. 'Ach, dat is een eindeloos rotverhaal, als ik daarover begin, zitten we hier morgen nog en veel weet ik al niet meer, want mijn hersenen werken niet goed, mijn hersenpan is een soort grabbelton moet u weten, mijn frontale kwab doet het niet goed, zei de gevangenisarts.' Hij heeft nu echt medicijnen nodig. 'Eigenlijk ben ik in overtreding, zegt de reclassering, want als ik ze niet neem, ben ik een ongeleide tijdbom. Methadon en Pammetjes zijn voor mij een soort insuline. Gisteren was het alweer mis. Ik kon er echt niks aan doen. De politie zegt dat het mijn schuld is dat mijn tante een gebroken arm heeft, terwijl ze gewoon struikelde en met de arm tussen de kast kwam. Dat kan ik niet helpen, dat komt van John, die was er ook, die zat me dwars, die had zich er niet mee moeten bemoeien.'

Een niet te stuiten woordenvloed

Vragen die enige orde en overzicht in het 'verhaal' van Dennis proberen te brengen, laten zijn gedachten maar moeilijk in het gareel brengen. 'Ze moeten mij altijd hebben. Ik moet trouwens ook even een aids-test', zegt hij, wijzend op de scheur in zijn onderlip. 'Een neger gaf me zomaar een hengst

voor mijn kop en toen bloedde het vreselijk en hij ook, dus dat kan wel eens
aids zijn, zeiden ze in het ziekenhuis; je moet een test laten doen, zeiden ze
op de EHBO, daarmee moet je naar je huisdokter.' Hij heeft ook nog vreselijke
pijn aan de ulnaire zijde van zijn rechterhand, want daarmee heeft hij John
geslagen en tegen het kastje van tante gemept, dus de rechterhand kon wel
eens gebroken zijn. Daar moet een foto van worden gemaakt. Dat verdomden
ze op de EHBO. Maar nu moet hij vooral pillen, omdat anders de bom in
zijn brein barst. Een ziekenfondskaart heeft hij niet, die is bij zijn tante blijven liggen. Ook andere documentatie van eerdere huisartsen of opnames ont-
breekt. Dennis ratelt door in een lawine van dwingende, staccato zinnetjes,
vermijdt oogcontact en is nerveus en onrustig.

Kunt u overweg met dit gedrag?

Het vereist veel geduld en tact om met een dergelijk persoon om te
gaan. Er is sterke beheersing van de eigen irritatie nodig om een
'consult' met zo'n man tot een bevredigend einde te brengen. De patiënt komt zonder afspraak binnen, is drammerig, dwingend en geagiteerd. Het is duidelijk dat hij pillen wil en dat het hele verhaal,
met alle verwarrende zijsporen, daarop gericht is. Als arts voel je je
daarbij al snel – en niet zonder reden! – gemanipuleerd en onder
druk gezet. Directe afwijzende confrontatie geeft een grote kans op
verheviging van agitatie en agressie. Toch zult u grenzen moeten
stellen. Om te beginnen kunt u Dennis natuurlijk best laten merken
wat hij met zijn gedrag teweegbrengt: 'Goh man, je overvalt ons
nogal met je binnenkomst, het lijkt wel een overval, maar ga er even
bij zitten' of nog sterker: 'Ik dacht even dat het hier oorlog was,
maar gelukkig ben jij het, neem een stoel man, dan kunnen we even
praten.' Met humor en ironie kan men dat wat men wil zeggen, zonder hevige en escalerende confrontatie, overbrengen.

Nu het gevraagde recept voor tranquillizers en methadon geven om
'er vanaf te zijn' is uiteraard een onaantrekkelijke optie en geeft een
grote kans op herhaling van dergelijke incidenten, met dan als extra
'argument' van de kant van Dennis: 'U gaf het toen ook, waarom nu
dan plotseling niet meer?' In deze situatie lijkt het 'spiegelend en in-
voelend' benadrukken van de ellendige situatie van de patiënt een
haalbare tactiek. Daarna het kort en zakelijk doorvragen over de toestand, de bereidheid uitspreken op bepaalde punten de helpende
hand te bieden, maar dat niet zonder achtergrondinformatie te kunnen en willen doen. Dus zal de patiënt voor die informatie moeten
zorgen. Wanneer de patiënt voor zijn dossier zorgt, kan tijdens een
volgende afspraak – bijvoorbeeld over een week – gekeken worden
wat 'we' kunnen doen. Met 'een goede dokter doet niet zomaar wat'
geeft u nog eens aan dat u zich wel als zijn dokter wilt zien, maar uw

grenzen kent en handhaaft. U maakt een afspraak met hem voor over een week en noteert dat ook voor hem op een briefje: 'donderdag 23 mei van tien tot kwart over tien'. U belt na uw spreekuur met de drugsafdeling van de GGD voor meer informatie.

Zij verstrekten hem methadon, maar weigerden in eerste instantie allerlei comedicatie, vanwege de verslavende werking en de zwakke indicatie. De consultatiebureau-arts wilde eerst een consult bij de psychiater, maar dat had Dennis geweigerd. De GG&GD wil hem wel in zorg houden, maar veronderstelt dat de somatische huisartsenzorg in het reguliere circuit zal worden gegeven.

Een week later	*Bij het gesprek van de week daarop — het is opmerkelijk dat hij komt en ook nog op de afgesproken tijd — vraagt u hem naar zijn achtergrond. Hij gaat hier gretig op in en weidt er breed over uit. Hij vindt zichzelf 'depri' en voelt zich rot, omdat hem altijd alle rottigheid in de schoenen wordt geschoven. Op zijn dertiende is hij al uit huis gegooid, omdat zijn moeder hem niet meer kon hebben, nadat ze een nieuwe vriend kreeg en hij te druk was. 'Altijd in de shit dokter, altijd shit en kut.' Hij heeft geen vaste woon- of verblijfplaats, maar wil bij het Leger des Heils gaan slapen. 'Daar moet u even een briefje voor schrijven voor een medische indicatie, anders lig ik vanavond weer onder de brug, en ik heb niets anders dan dit T-shirt en dat is stervenskoud hoor met dit regenweer. Dat kunt u me niet aandoen.' Een uitkering heeft hij ook niet, 'dat was wel geregeld door de reclassering, maar de sociale dienst doet altijd erg moeilijk, dat zijn een stelletje slijmjurken en proleten, die denken dat je van een tientje kunt eten. Nou ik ben dertig, mag ik dan zelf even bepalen waar ik mijn geld aan besteed, dat hoef ik dan zo'n grietje van de gemeente niet te verantwoorden, zo'n kuttenkopje van 23 die mij even in de maling neemt, die kan een stoot in d'r porumpje krijgen. Nou, en als je dat dan zegt, zijn ze beledigd en roepen de politie, zit je op het bureau en weer in Heerhugowaard voor drie maanden. De maatschappij is pleuris hoor. Je wordt met niks geholpen, ook al doe je nog zo je best, ze trappen je altijd weer de goot in. En ze snappen niet dat ik daar de hel over in krijg. Buitenlanders worden wel geholpen, die krijgen altijd mooie huizen en een uitkering, maar als je, zoals ik, wilt werken en je best doet, doen ze alles om je de poot dwars te zetten, gewoon om je te sarren, denk ik.'*
Welke psychiatrische diagnose komt bij u op?	Dennis is vrijwel voortdurend in een opgewonden, geagiteerde en ontstemde toestand. Hij is lichtgeraakt en agressief en komt daardoor nogal eens in vechtpartijen terecht. Hij is impulsief, geeft steeds anderen van alles de schuld en heeft nauwelijks oog voor het anderen aangedane leed. Er is sprake van massieve *acting out*. Dat zijn stuk voor stuk psychopathische of antisociale trekken.

De antisociale persoonlijkheidsstoornis wordt gekenmerkt door:
- lichtgeraaktheid en neiging tot oncontroleerbare woede en agressie;
- onverantwoordelijk en impulsief gedrag;
- het in gevaar brengen van anderen en zichzelf;
- afwezigheid van wroeging of spijt, zodat men kan spreken van ge-
  wetenloosheid;
- liegen en bedriegen en misbruik van medemensen;
- ontbreken van enig consistent toekomstperspectief of plan.

Er zijn bij Dennis (ook) kenmerken van andere persoonlijkheidsstoornissen aanwezig. Er is sprake van snel wisselende en oppervlakkige
gevoelens. Hij presenteert zijn verhaal met veel drama en theater,
terwijl er ook steeds sprake is van misplaatste en hevige woede, die
nauwelijks te beheersen is, met zo nu en dan suïcidale uitspraken.
Dus bestaan er zeker ook borderlinepersoonlijkheidstrekken.
   Kenmerken van een borderlinepersoonlijkheidsstoornis zijn:
- sterke stemmingsschommelingen;
- chronisch gevoel van leegte;
- voortdurend krampachtig bezig verlating te voorkomen;
- intense, maar zeer instabiele relaties;
- impulsief gedrag;
- herhaaldelijk suïcidaal gedrag;
- wisselende woede-uitbarstingen;
- labiele identiteit;
- paranoïde trekken;
- neiging tot dissociatie.

Er lijkt ook sprake te zijn van paranoïde ideeën of mogelijk zelfs wan-
en ('ze moeten mij altijd hebben'), wat zou kunnen wijzen op een schizotypische persoonlijkheid. Tevens zijn er bij Dennis nogal wat kenmerken die passen bij een deugden over **persisterende hyperactiviteit
en aandachttekortstoornis** (ADHD) bij volwassenen. Een veelvoorkomend fenomeen in de diagnostiek van persoonlijkheidsstoornissen is,
dat iemand kenmerken van verschillende stoornissen heeft, maar geen
afgerond of eenduidig beeld van één persoonlijkheidsstoornis.

De vraag is direct al in hoeverre drugs- en alcoholgebruik aan de
(bewustzijns-)toestand en het geagiteerde gedrag van Dennis bijdra-
gen. Is zijn bewustzijn helder, is zijn aandacht te trekken en enige
tijd vast te houden? Hebt u de indruk dat hij controle heeft over zijn
emoties? Is hij eigenlijk altijd zo, of is dit – ook voor hem – een uit-
zonderingstoestand?

Uiteraard is in één of twee consulten – voorzover deze verbale confrontaties al die naam mogen hebben – geen betrouwbare diagnose te stellen; een dergelijke diagnose vergt uitgebreider psychiatrisch onderzoek, verspreid over meerdere sessies en met behulp van (semi-gestructureerde) interviews. Maar wanneer een beeld zo uitgesproken is, valt er al na relatief korte observatie wel iets over te zeggen. Op zijn minst kan men een vermoeden aangaande de diagnose hebben. Overigens moet men natuurlijk oppassen niet al te snel irritant gedrag van patiënten 'af te boeken' onder psychiatrische diagnoses, waarvoor de persoonlijkheidspathologie een gemakkelijk 'etiket' kan bieden. De 'diagnose' zegt dan niet zozeer iets over de patiënt, als wel over het onvermogen van de dokter met die patiënt om te gaan.

Duidelijk is dat we hier te maken hebben met een impulsieve, gedragsgestoorde, onberekenbare man die regelmatig met politie en justitie in aanraking komt en die maatschappelijk en sociaal 'niet spoort'. Een door pedagogische en affectieve verwaarlozing gekenmerkte jeugd met veel trauma's lijkt evident. Hij voelt zich chronisch tekortgedaan. Het is een explosieve man met een kort lontje die voortdurend op zijn hoede is. Maar ook iemand voor wie iedereen – hulpverleners incluis – voortdurend op zijn hoede moet zijn.

Verschillende persoonlijkheidsstoornissen. Welke geven waarom de meeste problemen? Persoonlijkheidsstoornissen worden ingedeeld in een aantal clusters die een zekere overeenkomst vertonen.

1 De *excentrieke groep* (Cluster A) met paranoïde, schizoïde en schizotypische persoonlijkheidsstoornissen. Wantrouwige, eenzame, zonderlinge mensen met stoornissen in hun emotionele leven. Schizoïde mensen lijken op schizofrene patiënten met vooral negatieve symptomatologie. Deze mensen schieten en komen tekort in sociale en intieme relaties.

2 De *dramatische groep* (Cluster B) met narcistische, theatrale, antisociale en borderlinepersoonlijkheidsstoornissen.

3 De *angstige groep* (Cluster C) met vermijdende, afhankelijke, depressieve en obsessief-compulsieve persoonlijkheidsstoornissen.

Vooral de tweede, dramatische groep zal in de hulpverleningspraktijk en in de arts-patiëntrelatie problemen en conflicten geven.

Bij persoonlijkheidsstoornissen gaat het eigenlijk 'per definitie' over chronische toestanden, het gaat om een 'duurzaam' en diep verankerd patroon van beleven en gedrag dat niet gemakkelijk veranderbaar is. Er is sprake van star en onaangepast gedrag dat forse beperkingen in het sociale functioneren oplevert. Bij alle persoonlijkheidsstoornissen is er sprake van een gestoorde manier van omgaan met anderen. Het is in de praktijk nogal moeilijk om chronisch bestaande toestandsbeelden te onderscheiden van persoonlijkheidsstoornissen: een lang bestaande sociale fobie zal in de praktijk nauwelijks verschillen van een ontwijkende of vermijdende persoonlijkheidsstoornis en een schizotypische persoonlijkheidsstoornis zou je ook als schizofrenie kunnen beschouwen.

Hoe ga je om met dergelijke patiënten?

Mensen met een persoonlijkheidsstoornis – met name wanneer er sprake is van comorbiditeit met alcoholisme en drugsgebruik – vertonen vaak lastig en onberekenbaar gedrag. Gedrag dat veel problemen in de omgang geeft, voor overlast van in de omgeving kan zorgen en tot chronisch disfunctioneren leidt. Het is een groep moeilijke mensen die veel afweer en vermijding oproept. Op mensen met antisociale, theatrale of narcistische persoonlijkheidstrekken reageren hulpverleners nogal eens defensief en autoritair, waarmee ze in escalerende en uitzichtloze conflicten terechtkomen. Therapeutisch nihilisme ('het karakter van een mens verander je toch niet') zorgt ervoor dat deze patiënten de diagnose als waarschuwingsetiket ('blijf uit mijn buurt') met zich meedragen. In de gezondheidszorg wordt vaak erg cynisch tegen dit soort mensen aangekeken. De diagnose zou eigenlijk een 'recept' of 'gebruiksaanwijzing' voor meer adequate bejegening op moeten leveren. Ook zou een dergelijke diagnose een indicatie op kunnen leveren voor wat juist niet gedaan moet worden. Bijvoorbeeld: geen explorerende gesprekken waarin alle trauma's van de jeugd nog eens met veel meegevoel worden doorgenomen. Dergelijke gesprekken leiden van de kant van de patiënt al snel tot manipulerende inzet van al die ellende om nu genoegdoening – meestal in de vorm van medicatie of 'medische indicaties' (voor uitkering of huisvesting) – te krijgen. In overdrachtelijke zin wordt de hulpverlener alsnog afgerekend op het falen van de ouders. Ook raakt de patiënt van het voortdurend praten over al het leed dat hem in de jeugd is overkomen en aangedaan, soms in toenemende mate depressief en gedesorganiseerd.

We gaan nogal eens te gemakkelijk en vanzelfsprekend uit van coöperatie van patiënten en een goede werkrelatie met patiënten. Deze samenwerking is met mensen met persoonlijkheidsproblematiek juist op voorhand niet aanwezig en niet vanzelfsprekend. De arts zal dus aandacht moeten hebben voor en moeten investeren in de relatie.

Het heeft weinig effect en zin bij dergelijke mensen een beroep te doen op 'normaal en fatsoenlijk' gedrag. Dat kan, met een terechtwijzing met geheven en waarschuwende vinger, wel eens een averechts en escalerend effect hebben. Dennis wordt dan andermaal op zijn' tekortkomingen gewezen en zijn insufficiëntiegevoelens worden genegeerd. Hij voelt zich al chronisch tekortgedaan en kan verdere krenking van zijn zelfgevoel niet verdragen. De kans is groot dat hij explosief zal reageren op een dergelijke terechtwijzing.

De bejegening moet steunend en structurerend zijn met 'begrip' voor de moeilijke omstandigheden en de vele tegenslagen, maar beslist en helder in het stellen van grenzen. Duidelijk moet zijn wat de dokter te bieden heeft en wat niet. Het is daarbij handig alternatieven expliciet als keuze voor te leggen en het 'initiatief' en de 'actie' bij de patiënt te laten. Als er wat moet gebeuren, moet de patiënt iets doen.

Structurele aanpak
In de praktijk is het belangrijk met verschillende artsen, maar ook met assistentes en andere praktijkmedewerkers, afspraken te maken over de bejegening van deze patiënten. Mogen ze 'zonder afspraak tussendoor' komen? Hoe vaak worden afspraken gemaakt? Welke dokter heeft de patiënt onder zijn hoede? Hoe wordt omgegaan met medicatie? Deze patiënten verdienen een 'structurele aanpak' om terugkerende heftige confrontaties te voorkomen.

Bij borderlinepatiënten is het vooral van belang te komen tot een balans tussen persoonlijke betrokkenheid en inzet en beroepsmatige distantie. Een empathische grondhouding is van groot belang om een vruchtbare arts-patiëntrelatie op te bouwen, maar moet niet leiden tot het zich laten meezuigen in manipulaties van de patiënt.

Psychotherapie
Behandeling van patiënten met een persoonlijkheidsstoornis is nooit kortetermijnwerk, maar wordt pas effectief met langdurige en intensieve psychotherapie, meestal in dagbehandeling met strak gestructureerde programma's.

In 'gewone' psychotherapie haken borderlinepatiënten meestal – in 60-70% van de gevallen – af. In Linehans dialectische gedragstherapie staat sociale-vaardigheidstraining centraal. Centraal punt daarin is de beheersing van impulsief gedrag dat leidt tot automutilatie en suïcidaliteit. Dat levert niet direct een sterke verbetering op, maar patiënten worden beter handelbaar en aanspreekbaar.

Enige vuistregels voor de omgang in de dagelijkse (huisarts)praktijk:
– bevorder een stabiele werkrelatie door geduldig onderhandelen;

- neem zelf een empathische, maar consequente grondhouding aan;
- accepteer tot op zekere hoogte de opstelling van de patiënt, maar bewaak de eigen grenzen;
- bevorder realistische plannen en doelstellingen en formuleer keuzes en keuzemomenten;
- help de patiënt bij het (vast)stellen van grenzen en ga niet mee in grenzeloos optimisme (bij het maken van onuitvoerbare plannen) en pessimisme (bij het schetsen van voortdurende uitzichtloosheid en ervaren belemmering);
- blijf in het hier en nu en ga niet mee in het uitentreuren praten over de affectieve verwaarlozing in de jeugd en de uitzichtloze toestand van de maatschappij.

Medicamenteuze therapie

Borderlinepatiënten met depressies reageren vaak maar matig op (tricyclische) antidepressiva. Men moet voorzichtig zijn met benzodiazepinen, die – ingezet als kalmeerder van onrustig en agressief gedrag – tot sterker controleverlies kunnen leiden. Vooral de kort- en snelwerkende slaapmiddelen zijn hierbij berucht. Zij leiden soms tot het fenomeen van de anterograde amnesie, waarbij iemand zich niet meer herinnert wat hij tijdens het gebruik van het middel gedaan (en misdaan) heeft. Waarschijnlijk kan men beter (lage dosis) neuroleptica, lithium, carbamazepine of SSRI's geven om het ongewenste – geagiteerde, agressieve en 'opgefokte' – gedrag te beïnvloeden.

Epidemiologie

Er bestaan weinig betrouwbare en harde gegevens over de prevalentie van persoonlijkheidsstoornissen. Men schat de prevalentie (van alle persoonlijkheidsstoornissen samen) op 10 tot 15% in de algemene bevolking. Het is de vraag hoe groot het deel daarvan is dat als 'chronisch psychiatrisch' moet worden beschouwd als men rekening houdt met de ernst van het (sociale) disfunctioneren. Voorzichtige schattingen komen op 10% ernstig disfunctionerende patiënten, dus ruim 1% van de totale bevolking. Ook patiënten met somatisatie en multipele pijnklachten voldoen nogal eens aan de criteria voor een persoonlijkheidsstoornis!

In de populatie psychiatrische patiënten (met andere stoornissen en toestandsbeelden) is het percentage persoonlijkheidsstoornissen 30-50% en ook bij verslaafden is het percentage erg hoog – oplopend tot 50%.

De meeste problemen ontstaan bij mensen met borderline- en antisociale (psychopathische) verschijnselen die maatschappelijk voortdurend ontsporen, zich niet in een arbeidssituatie kunnen handhaven, vaak problemen met behoud van huisvesting hebben, burenruzies en conflicten met de familie hebben en daardoor geïsoleerd leven. Ook volwassenen met persisterend ADHD horen vaak tot deze categorie 'moeilijke en lastige' mensen. Uiteraard kunnen ook erg (passief) afhankelijke, dwangmatige en vermijdende mensen het dokters nogal eens lastig maken, wanneer ze zich melden met persisterend moeilijk te hanteren ziektegedrag.

Deze patiënten doen vaak een dramatisch en heftig appèl op hulpverleners, maar wijzen tegelijkertijd geboden hulp af en diskwalificeren hulpverleners. Zowel in de eerste lijn als in de geestelijke gezondheidszorg worden zij als 'overvragend' ervaren. Lastige klanten dus, met wie regelmatig conflicten ontstaan die, wanneer men niet adequaat reageert, nogal eens escaleren tot agressieve incidenten.

Hoe is in deze situatie escalatie te voorkomen?

U maakt duidelijk dat u het verhaal van Dennis goed gehoord heeft. U laat hem merken dat u terdege begrepen heeft dat hij geen gemakkelijk leven heeft, dat het hem meestal tegenzit en dat hij veel tegenwerking ervaart in zijn pogingen op het goede spoor te komen en te blijven. U geeft ook direct aan dat uzelf als hulpverlener denkt slechts een bescheiden rol te kunnen spelen bij zoveel ellende in zo'n ingewikkelde situatie. U wil graag helpen de zaak op een goed spoor te zetten. Misschien kan Dennis met de GGD-arts overleggen en kunnen die arts en de huisarts overleggen en afspraken maken over te nemen stappen en over een taakverdeling. U kunt als huisarts de strikt medische zorg op u nemen en kunt eventueel, na goede afspraken met de GGD-arts of een psychiater, medicatie voorschrijven. Zomaar methadon, slaapmiddelen, tranquillizers of antipsychotica geven gaat uiteraard niet: 'Een goede dokter doet dat niet.' Het is van groot belang helder en duidelijk te zijn. Dat wat wél kan, maar ook dat wat beslist niet kan, moet door u als dokter – in dit soort gevallen is het functioneel het eigen dokterschap te benadrukken! – kort en bondig gesteld worden. Uw toon moet in een dergelijk gesprek beslist zijn, maar het is verstandig zacht te praten en niet de geagiteerde toon van de patiënt te spiegelen door zelf ook luid en geïrriteerd te gaan praten. Wel kan men de patiënt melden de agitatie te horen en te 'begrijpen'.

Ook het non-verbale gedrag is in een dergelijk gesprek essentieel. Dennis is niet alleen verbaal agressief, maar ook zijn gebaren zijn voortdurend heftig en onrustig: hij wijst met zijn vinger op de dokter, alsof hij een schuldige aanwijst, slaat herhaaldelijk met zijn vuist in zijn andere hand en op het bureau. U kunt – zonder het te beseffen – op dergelijk gedrag ook fysiek angstig en afwerend reageren, of zelf heftige gebaren gaan maken (met 'geen sprake van' of 'zo gaat dat hier niet' op het bureau slaan, of misschien zelfs Dennis' arm of hand vastgrijpen) en daarmee een forse escalatie inzetten. Let behalve op uw woorden dus ook op uw gebaren. (Hou uw handen 'thuis' of maak kleine gebaren!)

Steunen en structureren	Persoonlijkheidsstoornissen, psychiatrische ('as I') stoornissen, verslavingsproblemen, somatische pathologie en ernstig sociaal disfunctioneren komen nogal eens samen voor. De patiënt komt in diverse circuits en bij diverse hulpverleners terecht en maakt zelf uiteraard lang niet altijd een duidelijk onderscheid tussen de loketten. Hulpverleners vinden vaak dat de patiënt met oneigenlijke hulpvragen komt. De patiënt gedraagt zich lastig bij de medisch specialist en probeert ook daar medicatie los te krijgen. Op het consultatiebureau voor de verslavingszorg komt hij met longproblemen, bij het maatschappelijk werk met... enzovoort. Bij de huisarts komt hij uiteraard met 'alles'. Het is voor de huisarts erg belangrijk enig zicht op het veld te houden, maar het is vaak ondoenlijk echt als zorgcoördinator of casemanager voor dergelijke patiënten op te treden. Houd vooral de eigen rol voor ogen en maak die ook voor de patiënt duidelijk.

Steunen en structureren

Persoonlijkheidsstoornissen, psychiatrische ('as I') stoornissen, verslavingsproblemen, somatische pathologie en ernstig sociaal disfunctioneren komen nogal eens samen voor. De patiënt komt in diverse circuits en bij diverse hulpverleners terecht en maakt zelf uiteraard lang niet altijd een duidelijk onderscheid tussen de loketten. Hulpverleners vinden vaak dat de patiënt met oneigenlijke hulpvragen komt. De patiënt gedraagt zich lastig bij de medisch specialist en probeert ook daar medicatie los te krijgen. Op het consultatiebureau voor de verslavingszorg komt hij met longproblemen, bij het maatschappelijk werk met... enzovoort. Bij de huisarts komt hij uiteraard met 'alles'. Het is voor de huisarts erg belangrijk enig zicht op het veld te houden, maar het is vaak ondoenlijk echt als zorgcoördinator of casemanager voor dergelijke patiënten op te treden. Houd vooral de eigen rol voor ogen en maak die ook voor de patiënt duidelijk.

Een plan met een contract

U maakt over Dennis afspraken met het consultatiebureau voor de verslavingszorg, in dit geval van de GG&GD. Voor u is het duidelijk dat u hem, met dit voortdurend geagiteerde gedrag, niet in de praktijk kunt hebben voor methadonverstrekking en psychofarmaca. U kunt alleen als huisarts optreden, als hij zich op zijn minst aan een aantal elementaire regels van de praktijk kan houden en akkoord gaat met de afspraken die de diverse hulpverleners en instanties onderling maken. U besluit samen met de verpleegkundige van het consultatiebureau van de GG&GD die afspraken op papier te zetten en ter ondertekening aan Dennis voor te leggen. Hij protesteert in het begin als u met het voorstel komt heftig. 'Dan hoeft het voor mij helemaal niet meer, als het zo moet, als je me niet vertrouwt, dan hoef ik je niet als dokter.' U denkt misschien dat hij dan ook maar beter op kan hoepelen, maar stelt simpelweg dat bij de vele problemen die hij heeft, een aantal afspraken nodig is om hem goed te kunnen helpen. En inderdaad, als hij vindt dat hij daar niet aan mee kan werken, moet hij een andere dokter zoeken. In de maanden daarna ziet u Dennis drie keer voor zogenaamde alledaagse aandoeningen: een sinusitis met bronchitisklachten, een ingegroeide grote teennagel en toch nog eens met de vraag om slaapmiddelen. Hij krijgt antibiotica, een verwijzing naar de poli 'kleine verrichtingen' en de suggestie over slaappillen met de consultatiebureau-arts te gaan praten. Zijn ongenoegen is snel gedempt met een verwijzing naar de gemaakte afspraken.

Literatuur

Bateman AW & P Fonagy. Effectiveness of psychotherapeutic treatment of personality disorder. Br J Psychiatr. 2000; 177: 138-143.
Derksen JJL. Handboek Persoonlijkheidsstoornissen. De Tijdstroom. Utrecht. 1997.
Gabbard GO. Psychotherapy of personality disorders. Journal of Psychotherapy, Practice and Research 2000; 9: 1-6.
Melis P & K Korrelboom. Persoonlijkheidsproblematiek en therapeutische interactie. Psychopraxis 2000; 2: 67-73.
Shea MT. Psychosocial treatment of personality disorders. Journal of Personality Disorders 1993; 7: 167-180.
Tilburg W van, W van den Brink & A Arntz. (red). Behandelstrategieën bij de borderline persoonlijkheidsstoornis. Bohn Stafleu Van Loghum. Houten/Diegem. 1998.
Trijsburg RW. Beperking Psychotherapie. MGV 2003; 58: 903-907.
Velden Kees van der. Directieve Therapie 4. Bohn Stafleu Van Loghum. Houten 1992.

'Snelle ontregeling van een wankel evenwicht'

Casus

Ada van Huystee komt soms wel drie keer per week in de praktijk. Ze probeert dan bij de assistente – buiten de dokter om – receptjes voor tranquillizers, slaapmiddelen, anti-epileptica, maagtabletten en pijnstillers los te krijgen. Ze is erg innig met één van de assistentes, kan 'goed met haar praten' en krijgt altijd een kopje koffie. Vaak staat ze al vanaf 's morgens zeven uur voor de deur van de praktijk te wachten, want 'dan is ze de eerste'. Maar ze hoeft, als ze aan de beurt is, meestal niet naar de dokter. Ze laat veel andere patiënten voorgaan.

Ze wil dat de assistente een aanvraag schrijft voor een 'rollator', want dat lijkt haar heel handig, 'zo'n boodschappenkarretje'. Ze heeft last van haar rug en vindt het te ver naar de supermarkt. Ze wil huishoudelijke hulp die écht wat voor haar doet. Ze spreekt in de wachtkamer iedereen aan en klaagt luidruchtig, vraagt van medepatiënten aandacht en geeft adviezen. Ze is sociaal 'nogal kort door de bocht', zegt vaak de verkeerde dingen op het verkeerde moment, wekt daarmee irritatie en gêne, maar heeft meestal de lachers op haar hand.

Het is lastig uit haar klaagzang een concrete en 'te behappen' hulpvraag te distilleren. Het is ook moeilijk en vermoeiend om haar zonder een recept – voor middelen die ze nog ruim voldoende in huis moet hebben – de deur uit te krijgen.

Zijn dergelijke patiënten te hanteren?

Iedere praktijk heeft wel enkele patiënten die als erg lastig ervaren worden. Extreme veelbellers en veelkomers. Assistentes ervaren het gedrag van deze patiënten nogal eens als 'stalken'. Vooral als het druk is in de praktijk en de aanleiding voor het telefoontje of het consult als onbenullig wordt ervaren, kunnen ze veel irritatie oproepen en ook de onderlinge verhoudingen verstoren. De ene assistente is vertederd door het vriendelijke gebabbel van een simpele ziel, de andere ergert zich aan het infantiele en claimende gedrag. De dokter vraagt zich af waarom 'voor zoiets' als een herhaalrecept of een eenvoudig klachtje een afspraak moest worden gemaakt. De assistente had dat toch zelf wel even af kunnen handelen? Bovendien is de kans op fouten en het missen van diagnoses bij dergelijke patiënten – als er een keer wél echt wat aan de hand is – beslist niet denkbeeldig. Het is daarom verstandig deze patiënten in het reguliere praktijkoverleg te bespreken en een gedragslijn vast te stellen.

Een stukje voor-
geschiedenis

Ada van Huystee is nu 47 jaar oud en leeft nog steeds in 'symbiose' met haar moeder. Moeder was met drie kinderen in de steek gelaten door haar man. Ada en haar broers hadden nog wel eens contact met hun vader, maar dat mocht niet van moeder. Ada heeft tot na haar veertigste samen met haar moeder 'thuis' gewoond. Haar twee jongere broers zijn direct na hun twintigste, na een korte verkering, getrouwd en de deur uitgegaan. Zij bleef bij moeder wonen, want 'die had haar nodig en kon haar niet missen'. Ada kreeg – ongehuwd – twee kinderen van verschillende vaders, een Surinaamse en een Marokkaanse man die beiden nooit als vader voor de dochters gefunctioneerd hebben. De dochters zijn door Ada en haar moeder samen opgevoed en inmiddels al weer de deur uit en 'op zichzelf'. Beiden waren nog geen achttien toen ze van huis wegliepen. Zij hebben ook allebei kinderen. Ada heeft nu een 'losse' relatie met een Turkse man die ze vaak geld geeft. Als u vraagt waar haar vriend woont, reageert ze ontwijkend: 'Waarom moet u dat weten?' De man blijkt, zo vertelt ze bij een andere gelegenheid, getrouwd te zijn en vijf kinderen te hebben. 'Maar dat geeft niet, bij mij zoekt en krijgt hij liefde, dokter.' Ze maakt een café schoon voor een euro per ochtend, 'maar krijgt dan wel gratis een kopje koffie-verkeerd'.

Lichamelijke
klachten

Ada heeft heel veel lichamelijke klachten. Vooral 'van onderen, altijd jeuk en afscheiding'. Ze had eerder een lues, die behandeld is. Ze heeft al een paar keer daarna weer seksueel overdraagbare aandoeningen gehad. Zowel een keer gonorroe als een keer chlamydia, waarvan ze niet begreep hoe ze daar nu weer aan kwam, 'want ik ben toch echt heel schoon op mezelf'. De luessero-logie geeft – als de uitslag van het laboratorium binnenkomt – enige opschudding, want men twijfelt dan of de syfilis indertijd wel goed en afdoende behandeld is, of dat er misschien toch sprake is van een nieuwe infectie. Ook ontstaat discussie of je bij Ada niet ook een test op HIV-antistoffen moet doen.

Ze klaagt over een verzakkingsgevoel van onderen en over menstruatieproblemen, onregelmatig bloedverlies dat volgens haar – 'dat zegt mijn moeder' – van de overgang komt. Haar pulmonale toestand is maar matig, ze is altijd hoorbaar, piepend, benauwd, hoest veel en luidruchtig. Ze rookt fors – 'als een schoorsteen,' zegt ze zelf. Ze neemt vrij slordig diverse medicinale pufjes – 'de blauwe zijn altijd op en de oranjebruine altijd over!' – en ze krijgt regelmatig prednison- en antibioticakuren. Ze wil het liefst alleen 'slijmverdunners'.

U hebt de indruk dat ze hardhorend is, ze blijkt erg vaak in gesprekken vragen en opmerkingen niet te verstaan of verkeerd te begrijpen. Ze reageert dan erg geagiteerd, want ze voelt zich 'in de maling genomen'. U hebt de indruk dat de hardhorendheid haar erg achterdochtig maakt.

Ze heeft ook nog veel hardnekkige pijnklachten in haar rug en benen.

Gefrustreerd
onderzoek

Ze wil zich meestal niet laten onderzoeken. Althans, ze zegt dat ze het wel zal laten doen omdat het moet, maar ze vergeet voortdurend de gemaakte afspraken voor onderzoek. Ze heeft ook een hekel aan bloedonderzoek en verliest steeds de aanvraagformulieren. U wilt de bloedspiegel van de voorgeschreven anti-epileptica weten, maar wilt ook weten of er geen sprake is van 'suiker', van stoornissen van de schildklierfunctie en hoe het met de leverfunctie gesteld is.

De afspraak voor audiologisch onderzoek is al ettelijke keren niet nagekomen en de verwijzing naar de oogarts is ze vergeten. Het longfunctieonderzoek is al twee keer mislukt, volgens het laboratorium wegens 'gebrek aan cooperatie', mogelijk toch eerder vanwege gebrek aan begrip.

Een lawine aan
problemen

Ada zelf heeft andere zorgen waarover ze het wil hebben: ze begrijpt niet waarom het ziekenfonds haar tramkaarten niet wil vergoeden als ze naar het laboratorium moet voor onderzoek en waarom ze steeds moet betalen voor de medicijnen die ze nodig heeft.

Ze heeft problemen met de sociale dienst, die haar uitkering zo nu en dan kort omdat ze 'bijverdient' in het café. Ze vergeet vaak de huur te betalen en in de afgelopen tien zes jaar is drie keer op het laatste nippertje huisuitzetting voorkomen.

Ze heeft vaak conflicten met haar kinderen over oppassen op de kleinkinderen. De dochters vinden dat Ada dat best kan doen en willen hun kroost bij haar stallen, maar ze wil dat niet. Dat kan ze niet aan, dan wordt ze panisch: 'Stel je voor dat er eentje een koortsstuip krijgt of stikt in een broodje.'

Ada heeft beperkte verstandelijke vermogens, ze kan nauwelijks lezen of schrijven en in rekenen is ze ook niet sterk. Ze kon op school slecht meekomen – ze was op haar vijftiende tot de vijfde klas van de lagere school gevorderd en 'uitgeleerd'. Merkwaardigerwijs is ze nooit in het buitengewoon onderwijs terechtgekomen. 'De bovenmeester was dol op me en wilde me niet kwijt.' Ada is functioneel analfabeet, ze kan de krant niet lezen. Ze probeert dat altijd te verhullen, neemt bijsluiters en folders in ontvangst en zegt dat ze deze thuis nog eens goed zal nakijken. Ze begrijpt informatie simpelweg niet, neemt allerlei uitdrukkingen uitsluitend letterlijk, begrijpt situaties en verhoudingen niet.

Beperkte verstandelijke vermogens – een mentale handicap

Vroeger werden dergelijke patiënten vooral geclassificeerd naar beperkingen op intellectueel niveau, in casu de intelligentie, en kwam men tot een indeling op een schaal vanaf gewoon dom, zwakbegaafdheid, debiel, imbeciel, tot diepe zwakzinnigheid of oligofrenie.

Mensen met een verstandelijke beperking hebben problemen op het gebied van conceptuele vaardigheden zoals lezen en rekenen, maar ook op dat van elementaire praktische functies: aankleden, huis opruimen, eten klaarmaken enzovoort. Op het gebied van sociale vaardigheden: bij het contact leggen in arbeidsverhoudingen en vrijetijdsbesteding schieten ze eveneens tekort. Ze kunnen sociale verhoudingen moeilijk inschatten en zich moeilijk handhaven in een iets ingewikkeldere omgeving. Ook op emotioneel gebied is er sprake van onderontwikkeling. In de praktijk leveren gedragsstoornissen vaak de meeste problemen op.

Mentaal ernstig geretardeerde mensen met gedragsproblemen die moeilijk te hanteren waren, werden vroeger veelal samen met mensen met 'gewone' psychische stoornissen in psychiatrische inrichtingen opgenomen en vielen dus onder het regiem van de psychiatrie.

Ada is (licht) verstandelijk gehandicapt

Er is bij Ada sprake van (lichte) mentale retardatie of zwakbegaafdheid. Het is niet duidelijk wat de oorzaak daarvan is. Geboortetrauma's zijn niet te achterhalen. De moeder van Ada – die ook bij u in de praktijk zit – vertelt dat ze 'altijd erg zware bevallingen' gehad heeft.

Ada heeft een laag integratievermogen, ze kan veranderingen en nieuwe informatie niet aan. Ze is verbaal dan wel erg luidruchtig en assertief, maakt daarbij de indruk dat ze zich heel aardig kan redden – 'ze is niet op haar mondje gevallen' –, maar in feite is ze sociaal erg onhandig en komt daardoor vaak in de problemen.

Bij Ada is sprake van een zeer beperkte zelfredzaamheid. Ze woont dan wel op zichzelf, maar kan eigenlijk niet zelfstandig een huishouden draaiende houden.

Ze kan haar financiën niet op orde houden. In het verleden deed een van haar broers dat voor haar, maar dat gaf problemen, omdat ze hem ervan verdacht dat hij geld achterhield. Hij verzorgde machtigingen voor automatische afschrijving van verschillende vaste lasten als huur, energie, verzekeringen enzovoort. Zij begreep dat niet en had het idee dat er steeds te weinig geld voor boodschappen overbleef van haar uitkering.

Als er zich iets voordoet wat haar niet van tevoren is uitgelegd, reageert ze met onevenredige agitatie en paniek. Ze is snel helemaal van slag en ontregeld. Haar moeder werd een tijdje geleden kortdurend opgenomen voor een buikonderzoek, waarop Ada geheel decompenseerde, want waar moest ze nu gaan eten? Er is sprake van verhoogde kwetsbaarheid. Al snel overtreft de draaglast haar geringe draagkracht.

Familiegeheimen

Er sudderen veel onopgeloste conflicten in de familie Van Huystee, waar men in cryptische termen en erg geheimzinnig over praat, want 'wij hangen de vuile was niet buiten'.

Ada zegt dat ze weinig steun van en in de familie heeft, 'iedereen bemoeit zich wel met je, maar ze doen niks voor je'. U hebt een vermoeden, zo al geen sterke aanwijzingen dat ze als kind (seksueel) getraumatiseerd is. Haar eigen relaas wijst daarop, maar ook uit informatie van haar moeder en haar broer die u over haar sprak, komt dit – zij het toedekkend en verholen – naar voren. Ada doet wat geheimzinnig over haar vader en de reden van de scheiding. 'Pa en ik waren het altijd eens, en dat kon ma niet uitstaan.'

Ada had al op vrij jonge leeftijd diverse seksuele relaties, ze heeft een lage drempel om met mannen te gaan 'stappen', drinkt dan vrij veel en het concept 'veilig vrijen' is nooit tot haar doorgedrongen.

Psychiatrische diagnostiek bij verstandelijke beperking

De psychiatrische diagnostiek bij verstandelijk gehandicapten is om verschillende redenen extra ingewikkeld. De patiënten kunnen zelf vaak minder duidelijk vertellen wat hun mankeert of hindert en in welke gemoedstoestand zij verkeren. De arts is voor de diagnose en het verzamelen van gegevens daartoe meestal sterk afhankelijk van de informatie van derden: ouders, verzorgers of andere familie. Bovendien is de presentatie van psychiatrische symptomatologie aspecifiek. De volgende aandachtspunten zijn belangrijk bij de psychiatrische diagnostiek bij mensen met verstandelijke beperkingen. Gehoor en gezichtsvermogen moeten het eerste punt van aandacht zijn. Patiënten brengen beperkingen op deze gebieden vaak niet zelf als klacht naar voren. Slechthorendheid leidt nogal eens tot desoriëntatie en achterdocht. Ook tijdelijke verstoringen van de waarneming via gehoor en gezicht kunnen ernstige psychische ontregeling geven. Het is belangrijk hier actief naar te vragen of dit actief te zoeken. Net als bij kleine kinderen en (hoog)bejaarden moet onderzoek van oor en gehoor bij patiënten met een mentale beperking een routine zijn! Gedragsveranderingen en regressie in gedrag zijn nogal eens een eerste symptoom van psychiatrische pathologie. Gebruikt de patiënt medicatie die emotionele en gedragsveranderingen zou kunnen verklaren? Wat vindt de directe omgeving van de gedragsverandering? 'Overdrachtsfenomenen' (het emotioneel reageren van hulpverleners en verwanten op het lastige gedrag van een patiënt) kunnen een helder zicht op het gedrag en de toestand van de patiënt vertroebelen. Een veelvoorkomend iets bij verstandelijk gehandicapten is het fenomeen van de 'diagnostische overschaduwing': problemen worden aan de verstandelijke handicap toegeschreven en niet aan een psychiatrische stoornis (vergelijk hoofdstuk 7).

Psychotische episodes bij Ada

In een eerdere periode, toen het haar allemaal 'even te veel werd', zag en hoorde Ada treinen door de kamer rijden. 'Ja, u gelooft het misschien niet, maar het was echt zo, ik zweer het u, het was voortdurend een hels kabaal in huis.' Ze ziet vaak mannen die over hun gulp wrijven als ze naar haar kijken, zegt ze: 'Mannen moeten altijd wat van me, ik ben heel betrekkelijk voor mannen.' Ada is nogal snel ergdenkend (achterdochtig); ze is ook vaak angstig, bang dat haar iets ergs zal overkomen. Het fenomeen van de treinen in de kamer dat u in eerste instantie als een bizarre hallucinatie beschouwde, krijgt enige verklaring als u eens bij haar op huisbezoek komt en merkt dat ze vlak bij een spoorlijn woont. De langsdenderende treinen zijn een onderdeel van haar nachtmerries. Haar omgang met en betrekkingen tot mannen zijn erg ingewikkeld. Soms is ze erg naïef en goedgelovig en soms buitenproportioneel achterdochtig. Zowel de achterdocht als de angst blijken echter veelvuldig niet onterecht of inadequaat.

Bij Ada staan de gedragsproblemen op de voorgrond. Ze is claimend en kleverig in al haar sociale contacten, doet steeds een groot beroep op de aandacht van haar omgeving. Ze is praatziek en loopt voortdurend te babbelen zonder te letten op de respons uit haar omgeving en of ze antwoord krijgt op vragen die ze stelt. Ze is daarin niet te stoppen en breit het ene onbenullige verhaal aan het andere met brede uitweidingen en fantasieën (perseveratie en confabulatie). Ze uit zich eigenlijk nooit somber, maar heeft wel gedurende langere periodes 'nergens zin in' en is dan lusteloos en moe. Ze wil dan niet uit bed komen en niet eten en verzet zich passief maar heel volhardend tegen de dagelijkse verzorging, wanneer haar moeder of de thuiszorg zich actief om haar bekommeren. In periodes met veel spanning en tegenslag wordt ze nogal snel psychotisch met wanen en (pseudo)hallucinaties. De vraag is of Ada als schizofreen beschouwd moet worden, of dat er sprake is van een schizoaffectieve stoornis, of van 'alleen maar' psychotische episodes 'anders dan bij schizofrenie'. Ze heeft ook nogal wat kenmerken van een borderlinepersoonlijkheidsstoornis in haar grenzeloosheid en labiliteit. Het is zoveel jaren later misschien niet zo zinvol meer om omstandig bij stil te staan, maar in haar jeugd was er waarschijnlijk al sprake van een stoornis in het autistische spectrum – wat we nu een pervasieve stoornis noemen.

Medicatie

Ada gebruikt ook op psychofarmacologisch gebied uitgebreide en zeer diverse medicatie. Anti-epileptica kreeg ze van de neuroloog 'vanwege zenuwpijnen en zenuwaanvallen'. Antipsychotica krijgt ze al sedert 'jaar en dag' vanwege de 'overspanning'. Ze werden haar voorgeschreven omdat ze psychotisch was en daarbij zeer geagiteerd. Deze tabletten is ze altijd blijven gebruiken. Daarnaast gebruikt ze dagelijks tranquillizers omdat ze altijd zo nerveus is. Ze wil ook slaaptabletten en pijnstillers.

Bij Ada is het voorschrijven van tranquillizers en slaapmiddelen een delicate zaak. Misschien is het beter een iets hogere dosis neuroleptica te geven, waarmee haar onrustige en geagiteerde gedrag beter beheersbaar wordt. Verder is de concrete verstrekking en toediening van de medicatie een punt van zorg en aandacht. Het is raadzaam dit door iemand te laten verzorgen. In ieder geval is het verstandig de dagelijkse dosis in een doseerdoos uit te zetten om haar een overzicht te bieden van haar weekdosis.

Alles 'op een rijtje'

U bespreekt met de (vrouwelijke) huisarts in opleiding (haio) in uw praktijk de opdracht om – in het kader van zorg voor chronische patiënten – de situatie van Ada eens goed op een rijtje te zetten. U maakt samen met de haio een opzet voor deze opdracht. De haio zal eerst proberen de diagnostiek rond te krijgen. De medische toestand van Ada moet nu eens helder in het vizier komen. De haio zal voor de psychiatrische diagnostiek en behandeling een psychiater van de afdeling langdurig transmurale zorg (LTZ) van de instelling voor geestelijke gezondheidszorg in de regio consulteren. Een integraal zorgplan moet de uitkomst van de praktijkopdracht zijn.

Om te beginnen inventariseert de haio alle zorgcontacten van Ada.

Een omvangrijk zorgsysteem

– Bij de Sociaal Pedagogische Dienst (SPD) had Ada vroeger een vaste begeleider, die eens per maand langskwam om 'een oogje op haar te houden'. De maatschappelijk werker van de SPD had regelmatig gesprekken met Ada en haar moeder en later ook toezicht op de kinderen. De SPD werd indertijd ingeschakeld toen Ada van school ging en haar moeder haar niet meer aankon. Oorspronkelijk is het een dienst die zich uitsluitend met zwakbegaafden of mensen met mentale retardatie en handicaps bezighield. Nu heeft de instelling een bredere opdracht: het ondersteunen van mensen met een handicap, ook als die lichamelijk is. Toen een vertrouwde begeleider – die ze meer dan twintig jaar als 'voogd' had gehad – wegging, was Ada een tijd helemaal van slag, ze accepteerde en vertrouwde de opvolger niet en onttrok zich aan het toezicht.

– Ze heeft – na een psychotische episode – onregelmatig een afspraak met een psychiater of een arts-assistent in opleiding tot psychiater van de LTZ. Ze had begeleiding van een sociaal-psychiatrisch verpleegkundige, maar vond dat 'het allemaal weinig opschoot' en onttrok zich aan de afspraken en de zorg. Een deel van de medicatie zou eigenlijk via deze artsen moeten worden voorgeschreven. Ze heeft daarnaast ook nog een 'steunend structurerend contact' met u als huisarts – in feite schrijft u de medicatie voor, maar de bewaking van verstrekking en gebruik ervan loopt niet zoals zou moeten.

- Gespecialiseerde thuiszorg is via de LTZ ingeschakeld om te helpen met haar huishouding en haar te helpen thuis de zaken op orde te houden. Het is de bedoeling dat deze hulpverleners haar ondersteunen en coachen bij huishoudelijke taken. Het is niet de bedoeling dat men het werk vóór haar doet. Men is wel bereid samen met haar op te werken. Haar probleem is namelijk dat ze – ondanks dat ze wel schoonmaakt in een café – eenvoudige taken (bijvoorbeeld het schoonmaken van de koelkast) nooit rond krijgt, omdat ze geen zicht kan houden op wat ze overhoop haalt. Als ze al ooit aan zo'n karwei begint. De boel dreigt bij haar voortdurend te vervuilen. De thuishulp moet haar 'aansturen'. Ze is er ontevreden over, want zij vindt dat 'die hulp het werk moet doen', en de hulp vindt dat ze het met steun en begeleiding vooral ook zelf moet leren doen. Ze wil 'echte thuiszorg' die de huishouding doet: 'De ramen moeten gelapt, de plee moet schoon en er moeten boodschappen worden gedaan, dat kan mijn moeder niet allemaal en ik al helemaal niet, dus moeten zij het doen.'
- Ze eet – sinds de laatste opname van haar moeder – drie keer per week op een dagactiviteitencentrum, helpt mee met aardappelen schillen en groente schoonmaken en doet daar dan de afwas, vindt zichzelf daarin 'onmisbaar', vooral op hoogtijdagen heeft ze daar veel plezier. Maar ze raakt ook snel verzeild in conflicten, als aan haar de verlangde of bedachte rol niet gegund wordt. Ze zit daarnaast nogal veel in het café. Soms 's ochtends om zes uur al. Voor ze naar de praktijk en het spreekuur komt, maakt ze er schoon. Ze gaat daar ook vaak eten. Eigenlijk heeft ze het altijd erg druk, maar ze verveelt zich ook nogal eens, want ze kan helemaal niet alleen zijn. Klaverjassen wil (kan) ze niet en ook allerlei andere sociale en verenigingsactiviteiten kan ze eigenlijk niet aan. Ze wordt dan boos en dreigt erop los te slaan, omdat ze het gevoel heeft dat ze niet mee mag doen.
- Sociaal raadsman/-vrouw en maatschappelijk werk blijken allebei de afgelopen jaren – nadat ze haar broer hierin niet meer vertrouwde – ingeschakeld te zijn ten behoeve van budgettering en afhandeling van giro's, problemen met huursubsidie en sociale dienst. Hoe vraag je extra voorzieningen aan, hoe krijg je waar je recht op hebt?

Eigenlijk heeft Ada wel erg véél hulpverleners, die zich al dan niet actief met haar bemoeien. Dat levert dan wel een uitgebreid, maar soms ook nogal verwarrend, sociaal netwerk op. Het is eigenlijk een grote lappendeken van zorg, maar niet 'een systeem'. Op zich is er overigens niks tegen zo'n lappendeken, wanneer de verschillende hulpverleners elkaar aanvullen.

Vooral wanneer er enigszins tegenstrijdige, of door haar als strijdig opgevatte, adviezen gegeven worden, kan ze dagen van slag zijn en loopt iedereen af om te vragen hoe het nu eigenlijk zit of hoe het verder moet.

Bij haar heeft een zorgcoördinator of casemanager een nuttige functie en het lijkt daarbij handig hiertoe één van de hulpverleners, bijvoorbeeld een sociaal-psychiatrisch verpleegkundige, te benoemen. Het moet voor haar duidelijk zijn waar ze met wat terecht kan en persoonlijke continuïteit van hulpverlening en hulpverlener zijn erg belangrijk. Bij vertrek, maar ook bij vakantie of zwangerschapsverlof van een hulpverlener is zorgvuldige overdracht, met instructie van en persoonlijke kennismaking met de vervanger, van belang om ontregeling te voorkomen.

Wat doet men op een dag-activiteiten-centrum?

Veel chronisch psychiatrische patiënten gaan zwerven. Ook al zijn ze niet dakloos, ze hebben meestal geen 'thuissituatie'. Ze zijn simpelweg niet in staat huiselijke omstandigheden te creëren, te handhaven en regelmaat in het dagelijks leven te scheppen. Ze vervelen zich nogal eens en worden thuis onrustig, dus gaan ze doelloos door de stad zwerven. Opvang en onderdak overdag kunnen helpen structuur en regelmaat in hun leven te brengen. Er wordt een thuissituatie gecreëerd met een 'huiskamer', waar men iets kan drinken en eten en contacten kan leggen. In een dergelijke omgeving kunnen activiteiten ontplooid worden: (vrije)tijdsbesteding, ontwikkeling en scholing. Biljarten, kaarten en pingpongen staan op het repertoire, maar er kunnen ook cursussen en excursies georganiseerd worden. Op verschillende plaatsen zijn werkplaatsen ontstaan waar ambachtelijkheid en handvaardigheid bedreven wordt, zoals het herstel van meubels en fietsen.

Een werk-bespreking

De huisarts in opleiding organiseert een werkbespreking met alle betrokkenen en er wordt afgesproken wie wat in de komende tijd met Ada gaat ondernemen en wie zich op de achtergrond houdt. De uitkomst van deze bespreking wordt ook met Ada en haar moeder en dochters besproken. De haio begeleidt Ada een tijdje heel actief, bezoekt haar thuis en onderzoekt haar gynaecologisch. De haio gaat zelfs mee naar het laboratorium voor een echo van de buik, bloedonderzoek en een longfunctieonderzoek, en zorgt dat nu eindelijk ook een audiologisch onderzoek wordt gedaan.

Bejegening-
beleid

Uw eerste of meest urgente punt – hoe banaal ook – was het hanteerbaar maken van het gedrag van Ada in de praktijk. Met Ada moeten afspraken gemaakt worden over de frequentie van haar praktijk-
bezoeken en over de tijd die ze dan mag blijven. Dat ze 'niemand in
de weg zit', zoals ze zelf zegt, is niet voldoende. In het praktijkoverleg moet besproken worden hoe de vertrouwensband die er bestaat
– en die een nuttige functie heeft – behouden kan worden, maar
een duidelijkere plaats (structuur) in de tijd kan krijgen. Er worden
afspraken gemaakt met de artsen en assistentes over het voorschrijven van allerlei middelen. Het moet Ada duidelijk zijn dat ze de medicijnen alleen één keer per maand bij een arts kan laten voorschrijven en dat er niet iedere week opnieuw onderhandeld wordt.

  Uiteraard is natuurlijk eigenlijk het doel: het functioneren van Ada
te verbeteren. Door alle gedoe rondom haar gedrag had u de indruk
dat een aantal gezondheidsproblemen die er wél toe doen, steeds
niet goed aan de orde kwam of afgehandeld werd.

Afscheid van een
haio

*Bij het afscheid van de huisarts in opleiding komt Ada nog eens aan de
orde. Wat heeft de hele exercitie opgeleverd? Ada is eindelijk wel goed gynaecologisch onderzocht. Ze is herhaaldelijk geïnstrueerd op het gebied van haar
longmedicatie, maar omdat ze nog steeds fors rookt, levert dat maar weinig
op. Er zijn goede afspraken gemaakt over het voorschrijven en verstrekken
van medicatie. Ada heeft een gehoorapparaat aangemeten gekregen. Ze heeft
nu een wekelijks contact met een SPV'er van het LTZ-team en komt ook één
keer per week op de praktijk. Kortom, er is enige orde gebracht in de chaos.
Een definitieve en drastische oplossing van alle problemen was niet de inzet
en had u niet verwacht.*

Literatuur

Kraus G. Leerboek der Psychiatrie. 4e druk. Stenfert Kroese. Leiden.
1968.
Rümke HC. Psychiatrie. Deel II De Psychosen. Scheltema en Holke-
ma. Amsterdam. 1960.
Rosenheck R. Mensen in de marge. (Eerste Arie Querido-lezing.)
MGV 2003; 58: 933-942.
Schrojenstein Lantman-de Valk HMJ & JFM Metsemakers. De huisarts
en de patiënt met een verstandelijke beperking. Elsevier gezondheids-
zorg. Maarssen. 2003.
Verhoeven WMA, Tuinier S & Curfs LMG. Neuropsychiatrische dia-

gnostiek bij verstandelijk gehandicapten. Tijdschr Psychiatrie 1999; 41: 151-163.

Verhoeven WMA & Tuinier S. Farmacotherapie bij verstandelijk gehandicapten met gedragsstoornissen en/of psychiatrische aandoeningen. Een dimensionele benadering. Tijdschr Psychiatrie 1999; 41: 219-231.

Waarde JA van, Stolker JJ & Van HL. Gedragsverandering bij mensen met een verstandelijke handicap begrepen en behandeld door consultatieve psychiatrie. Ned Tijdschr Geneesk 1999; 143: 1801-03.

Register

Practicum huisartsgeneeskunde

In de reeks Practicum huisartsgeneeskunde zijn nog leverbaar:

Voor het bestellen van losse delen of voor opgave van een abonnement op de serie Practicum huisartsgeneeskunde kunt u contact opnemen met Reed Business Information, klantenservice: tel. 0314 - 358 358 of e-mail: gezondheidszorg@reedbusiness.nl
Losse delen zijn ook verkrijgbaar via de boekhandel.

Printed in the United States
By Bookmasters